护理管理　匠心传承

兰美娟　主编

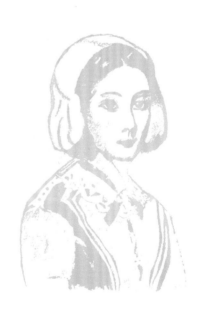

ZHEJIANG UNIVERSITY PRESS
浙江大学出版社

图书在版编目（CIP）数据

护理管理　匠心传承 / 兰美娟主编. --杭州：浙
江大学出版社, 2022.5（2024.11重印）
ISBN 978-7-308-22522-9

Ⅰ. ①护… Ⅱ. ①兰… Ⅲ. ①护理学－管理学 Ⅳ.
① R47

中国版本图书馆CIP数据核字（2022）第062643号

护理管理　匠心传承

兰美娟　主编

责任编辑　张凌静
责任校对　殷晓彤
封面设计　周　灵
出版发行　浙江大学出版社
　　　　　（杭州天目山路148号　　邮政编码：310007）
　　　　　（网址：http://www.zjupress.com）
排　　版　浙江大千时代文化传媒有限公司
印　　刷　杭州宏雅印刷有限公司
开　　本　710mm×1000mm　1/16
印　　张　11.25
字　　数　145千
版 印 次　2022年5月第1版　2024年11月第6次印刷
书　　号　ISBN 978-7-308-22522-9
定　　价　98.00元

浙江大学出版社市场运营中心联系方式：（0571）88925591；http://zjdxcbs.tmall.com

《护理管理 匠心传承》
编委会

主　编　兰美娟

主　审　黄　建

副主编　金静芬　封秀琴　宋剑平　杨　燕
　　　　　宣烨菁

编　委（按姓氏笔画排序）

　　　　　王丽竹　王钰炜　叶国凤　吕敏芳

　　　　　任　英　孙红玲　杨　燕　何晓娣

　　　　　宋　萍　宋剑平　张凤英　陈洁莹

　　　　　陈爱琴　陈海莲　范清秋　周莉莉

　　　　　封秀琴　赵　华　赵锐祎　胡丹旦

　　　　　胡晨璐　俞申妹　俞雪飞　袁华娣

　　　　　钱维明　徐双燕　徐彩娟　唐彩虹

　　　　　黄晓霞　董佩芳　曾　妃　谢彩琴

　　　　　鲍向英

序

2020 年国际护士节前夕，习近平总书记代表党中央向全国广大护士致以节日的祝贺和诚挚的慰问。习近平总书记指出，广大护士用实际行动践行了敬佑生命、救死扶伤、甘于奉献、大爱无疆的崇高精神，并强调，护理工作是卫生健康事业的重要组成部分。

浙江大学医学院附属第二医院（简称浙大二院）建院 153 年来，在长长的历史画卷中，护理团队的身影始终穿梭其中，成为医院发展的中流砥柱。

这是一支有厚度的队伍。19 世纪末，时任广济医院（现浙大二院）院长梅藤更的夫人佛罗伦斯·南丁格尔·史密斯率先创办助产士学校，在杭点燃了现代护理的星星之火。此后，在上百年的历史变迁中，虽校名、校舍几经更迭，然百年名院之育人底色一脉相承，呈燎原之势，先后为浙江省乃至全国培养了一大批专业护理人才。

这是一支有广度的队伍。如果人类与疾病的对抗是一场旷日持久的战争，那么我们的护理团队就是白衣执甲战士。从闻之色变的麻风病到胶着对峙的新冠肺炎疫情，从紧急应对的突发病到迁延蹉跎的慢性病，从田间地头送医送药到云端会诊的互联网诊疗，哪里有需要，哪里就有他们的身影。

这是一支有温度的队伍。"患者将自己的生命交到你的手中，你就必须全心全意地给他仁爱，一丝不苟地对他负责……"铿锵有力的誓言，穿越时空，深植在每一位浙大二院护理人的心中。她们始终温柔且坚定地陪伴在患者身边，给予他们爱与希望，成为患者心中最值得信赖的人之一。

这是一支有力度的队伍。"致广大而尽精微。"无论是多院区发展，疫情中精准防控，还是"效率医疗"改革，在每一个攻坚克难的关键时刻，都可见我们的护理团队在有条不紊地工作，不懈坚持。

这是一支有高度的队伍。2016年9月，举世瞩目的G20峰会在杭州召开。当时在核心会场为各国首脑提供一线医疗保障的四名医护人员全部来自浙大二院。2018年3月，在大洋彼岸的美国加利福尼亚州，浙大二院护理人向全球同仁分享了"浙二经验"。2021年，浙大二院护理人牵头制定急诊预检分诊国家行业标准，并获中华护理学会团体标准立项。位列全国首批护理临床重点专科，科技量值多年稳居第一梯队，浙大二院护理人不仅脚踏实地，而且仰望星空，勇做护理事业发展的弄潮儿。

如今，我们的护理管理者们，将繁忙的日常中的经历、体会与思考，梳理汇总，诉诸笔端，并汇集成册，是为分享。若能给您带来几许共鸣与启发，更是莫大的收获。

王建安

2022年2月于杭州

前　言

　　天下大事，必作于细。近代护理学创始人南丁格尔就曾指出，护理本身就是一项最精细的艺术。精细化护理管理是现代医院管理的必然要求，也是公立医院高质量发展的内在呼唤。护理管理者，作为这项艺术的倾力打造者，不仅要有一颗非凡的匠心，而且要具备应势而变的用心，以及患者与服务对象至上的爱心。

　　浙江大学医学院附属第二医院（简称浙大二院）位于中国杭州西子湖畔，是一家历经 153 个春秋、跨越 3 个世纪、4 次高分通过等级医院复评审的大型公立标杆医院，因其对精细化管理的孜孜以求，为国内外同行所称道。浙大二院护理部（简称浙二护理），作为全国首批、浙江省唯一的国家临床重点专科"专科护理专业"建设单位，浙江省首批中华护理学会护理管理者专项培训京外教学基地，已锤炼成一支"优服务、精管理、强专科、重科研"的品牌团队，其专业能力、患者口碑、护理科研位居全国前列，铢积寸累的精细化护理管理经验更是值得推而广之。

　　人民至上，生命至上。习近平总书记曾强调："把以治病为中心转变为以人民健康为中心。"作为新时代中国公立医院的医务工作者，我们对精细化护理管理的执着探索正是源于这般赤诚的初心。过去两年，在与新型冠状病毒肺炎疫情抗争的艰苦历程中，我们进一步意识到并确信，精细化护理管理不仅对患者好，而且对医院好、对社会好、对国家好。

《护理管理 匠心传承》正由此而诞生。本书旨在将百年名院的优秀护理管理者在精细化管理实践中总结和凝练而成的新思路、新方法、新理念毫无保留地与广大护理同仁分享。期望并相信这本集结了护理人智慧和力量的书，也可以给予更多护理同道以指引，助其更加高效、更加优质地投身于健康中国建设，为人民提供全医疗流程、全生命周期的健康服务。

本书的撰写历时近一年。在编纂本书的过程中，多位护理专家为本书的资料整理、文字成稿等工作倾注了心血。主编和编委们尽最大努力对书稿进行反复斟酌与修改。此外，本书的出版还得到了浙大二院领导的大力支持，得到了医院临床相关科室的无私帮助。在此，一并致以诚挚的谢意。最后，特别感谢郑芬芳、邓国芳两位老师的指导。

1874 年英国出版的《外科护理笔记》（*Notes on Surgical Nursing*）写道："外科护士既要着眼于眼前，也要着眼于未来。"在这个日新月异的时代，浙二护理人敢为人先，敢于挑战未来，并将继续创新管理理念、管理方法与管理模式。希望本书不仅能为护理管理者解答心中的疑惑，而且能照亮护理管理者的未来之路。谨以此书，献给每一位秉持匠心、有温度的护理管理者。

由于时间和水平所限，书中疏漏及不足之处在所难免，恳请广大读者批评和指正，以便再版时修订和完善。

兰美娟

2022 年 2 月于杭州

目　录

第三篇　团队，缔造无限可能

第四篇　专科发展，迸发无穷魅力

第五篇　　人才培养，学科建设的诗与远方

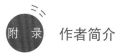

附　录　　作者简介

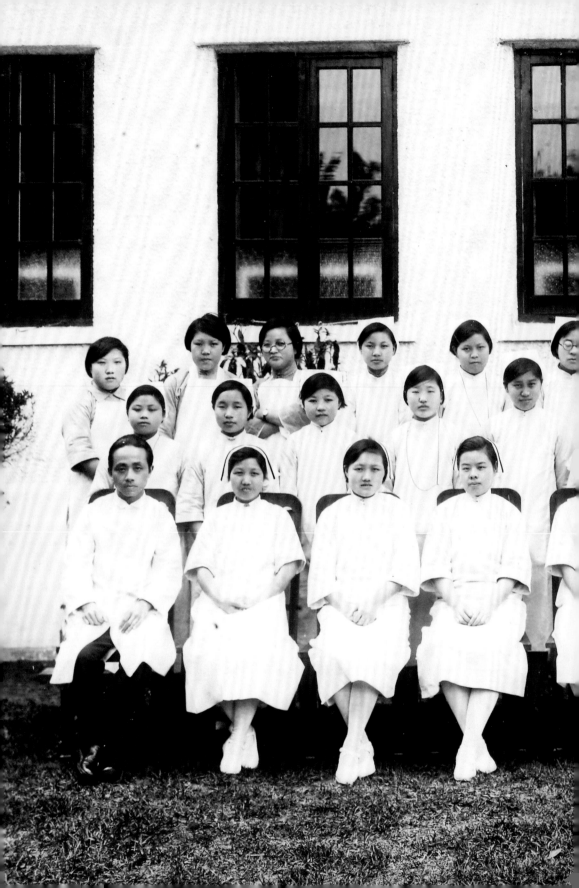

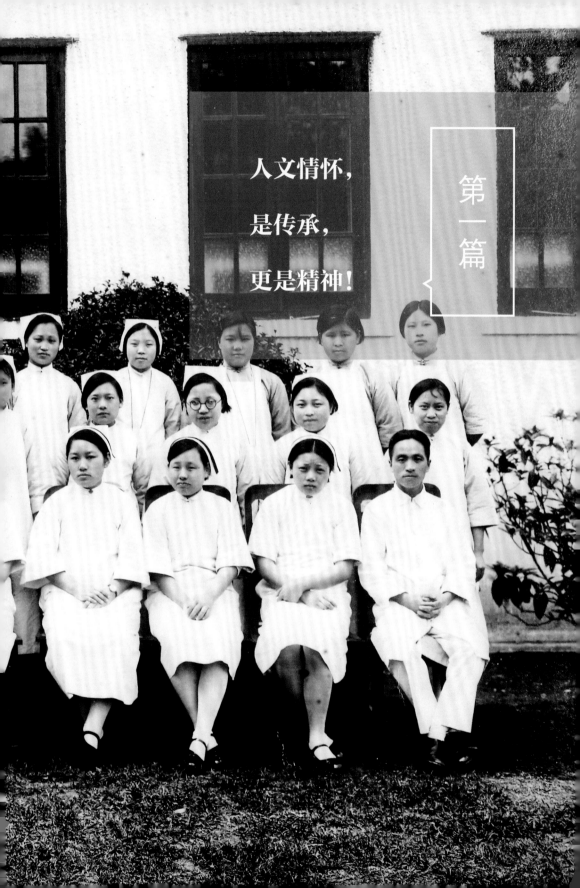

人文情怀，

是传承，

更是精神！

第一篇

我们为什么要讲人文

曾在医院学科建设大会暨中层干部扩大会议上，原浙江医科大学校长郑树教授以鲐背之年的铿锵风骨，卷起众生精神世界的风暴，而这样的豪迈也激荡在每个人的心里。之所以激荡，是因为我们的知识体系和人文素养足以撑起我们为医者的雄心伟略。

患者对医院的认可度，正逐渐被更隐蔽的"软实力"所影响。这种"软实力"就是人文，是医院的文化、发展模式、业界影响力与感召力，也是员工的素质。它协同"硬实力"，一如飞鸟的双翅，在前进中保持平衡。

疫情、突发事件当前时，是什么拨动了卫士远征的心弦？不是制度规范，也不是指令任务，而是人性的"自觉"和"自发"性，更是家国情怀。这种自觉和自发的凝聚力固然是个体优秀的特质，也与单位长期给予的文化思想上

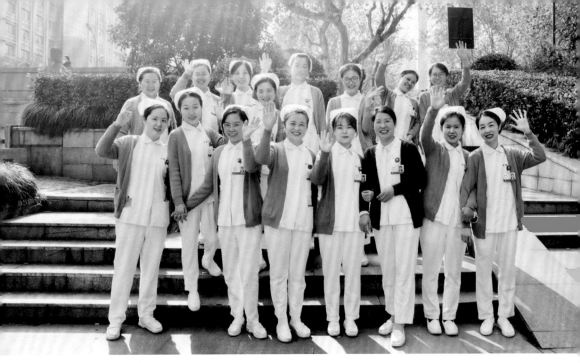

阳光下的我们朝气蓬勃

的滋润和熏陶是分不开的。我们用心去缔造的职业氛围，用文化去立院的理念，意在人文精神的塑造，包括对生命的尊重、对道德的尊崇和对价值的皈依。在应对突发事件时，医院做出的快速反应和强有力的决策、医务人员予以的救治，都充分反映医院"以人为本"的宗旨和人道主义的指导思想。

我们讲人文，就要从人学说起

医学的基础是人学，而人受个人教育、经济条件、心理状况、生活方式等因素的影响，会表现出各自的独特性和复杂性。尽管这不是通过一次就诊、一次住院就能解读的，但我们至少可以做到尊重个体，营造适宜休养的环境，降低噪声，减少声源污染；至少我们能去共情患者的苦痛，耐心地听一听患者的倾诉，思考怎样使患者的利益最大化，征询其对我们工作的诚恳建议，从而提高医院的医疗质量和声誉。另外，除了白大褂，我们为什么还要有其他颜色的工作装，甚至还有碎花帽？因为由服饰折射出的，也是一种文化。其中，静中有动，动中有静，不同色彩，不同装扮，满足不同场合的需要，旨在给患者带去安宁。

当然，芸芸众生，也免不了有个人主义的"逞强"，在医治过程中病患之间难免会出现矛盾或冲突。如果为医、为护者能站高一头，跳脱出来，就能用更深、更远大的情怀来解决自己生命中所面临的问题；但若陷入其中，各自辩解，则为医、为护者也会渐渐丧失热情。经年累月，漫漫医路，个人品质的塑造与医院的格局相辅相成。即使我们失望于现状，也要坚持"有多大能力就去担多大责任"。正所谓："他强任他强，清风拂山冈。他横任他横，明月照大江。"

员工是医院最大的财富，老中青三代，代代相传，环环相扣。如果我们的管理者能够贴近临床，看见一线同事的努力及其所处的困境，那么是不是就能够理解每个事件背后的所为和所不为，是不是就能够拨开云雾见天明，增进彼此的认知？如果我们的同事能够换位思考，从永续发展的高度看清团队跋涉的征程，那么是不是就能够理解管理者的高瞻远瞩与父母之心，是不是就能够凝心聚力，共谱人生华章？

一家医院如果能够做到"老者安之，朋者信之，少者怀之"，兼顾"让前辈有所安顿，让家人有所托付，让年轻一代有学习的榜样"，那么，其人文境界一定是非常高的。

人文，以快乐和宁静为导向。快乐是一种心境，不在乎你拥有多少，而在乎你能放下多少。当下的年轻人很少有读传统文学的，其接收的信息多源自互联网，而什么样的人就有什么样的朋友圈和公众号，他们关注的信息往往也是迎合个人喜好的。这些年轻人就像藤蔓一样，永远自顾自地生长和依附，并偏执于自己主观的看法。

曾有一人，其手上抓着小鸟，却问智者："这只鸟是生的还是死的？"如果智者说是生的，他就捏死小鸟；如果说是死的，他就放了小鸟。智者气定神闲地说："生命掌握在你的手上。"我们的生命就像一只小鸟一样，掌握在自己的手上。我们的未来也掌握在自己的手上。要认真地对待每一件事，认真地对待每一个任务。正所谓："日日行，不怕千万里；常常做，不怕千万事。"

生活亦如是，到处是琐琐碎碎的事情，如果我们做不到极致，就要放下执念，不过多纠缠。人来人往，亲情也好，友情也罢，不过是一场场美丽的遇见，一场场盛大的离别。我们置身其中，每一段日常相处，都应和颜悦色，不辜负生命的馈赠。仁爱思想，当推己及人，我们做事做人要诚恳，要负责。有些是非的争执，其实真没有必要。

回望岁月，君不见，解放路曾经是繁华闹市，沿街店铺灯火通明；君不见，曾经的急诊室外一路法国梧桐，高大凛然，秋风乍起，落叶翻飞。远逝的，是历史的瞬间；留下的，是150余年岁月的积淀。

人文情怀，极具生命力

今日的浙二护理人，当秉承这样深厚的人文底蕴，对人对事，恒之以爱，关之以切，从我做起，从身边事做起。当以赤子之情怀，医者之仁心，求同存异，在创新中发展和壮大。

消化内科/肾脏内科护士长　吕敏芳

深深的话，浅浅地说

被呼叫到门禁处时，我看到了你眼睛里的怒火和倔强，知道你一定遭受了"语言暴力"，也知道你已经说尽了"道理"。作为你的护士长，我没有帮你去澄清，而是三言两语迅速"扑灭"这场"硝烟"，解决的方法无非是答复患者他想知道的——什么时候手术？的确，这个问题不是你能精准回答的。我没有指责患者。为此，你很委屈，认为护士长是在纵容患者破坏"常规"。我不能解释更多，年轻人，我们要有这样的觉悟：当事件发生时，双方可能都站在自己的立场为自己说话，从而产生争执，然而争执永远没有结果。在可能的情况下，对于患者合理的要求，我们要努力尝试去寻找问题的解决方案。越是复杂的问题，越要回归原点：是什么？怎么办？

然而，在面对另外一位患者的"执拗"时，我却坐了下来，

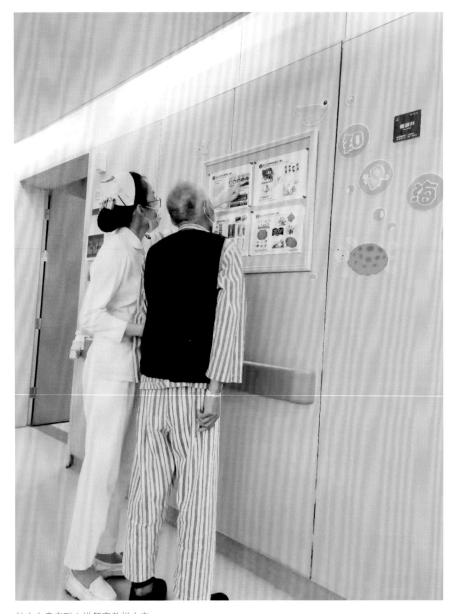

护士向患者耐心讲解宣教栏内容

就在患者床边，倾听她一连串的"委屈"诉说，还时不时认同她的观点。我用了非常多的时间去处理一件你认为的"别人的事儿"。因为患者反馈的问题并非仅是我们一个部门所造成的，但她却把怨气发泄给了我们。你不理解，我们没有错，护士长无须花大把时间去沟通，这会助长患者挑刺。我不能解释更多，年轻人，我们应该懂得一个道理：皮之不存，毛将焉附。正因为她反馈的是整个系统的问题，我更应该重视并了解疏漏所在，更应该诚恳地致以歉意，并提醒组织加以完善。信任的建立，不是一朝一夕就能达成的；而信任的崩塌，却在一念之间即可造成。

以上两种情境经常出现在我们的工作场景中，其区别仅仅在于维度。前者是个横断面，聚焦在某个点，即发即止；而后者是纵深的，是多因素的，影响深远。无论是局部还是整体，都是医院系统的问题，站位及有效沟通都非常重要。

医疗卫生领域是持续变化的，带有复杂性和不确定性。你认为的医学常识其实一点都不平常。大部分患者并不具备这些医学常识，因而在与其沟通时就会出现高低语境的落差，在讲述专业知识时彼此不在同一话语"层次"，双方常常会陷入窘境。你认为自己用了合适的方法表达了你想表达的意思，但听者在"解码"的过程中，可能采用与你的假设完全不同的框架，由此导致他听到的与你想让他听到的差距甚远。这就是矛盾的根源。解决的方法是：医务工作者要顾及患者的立场，更多地以"倾听文化"代替"对话文化"，让对方先表达，理解他的想法，再予以回应；听患者讲话时，要专注，不随意打断；回复时，措辞也不能太激烈。不要"hear"（有时候听到了，但不理解），要"listen"（积极倾听，不是听到了声音，而是理解了对方传递的信息）。不仅要倾听别人，还要倾听自己，带着同理心去倾听，避免让患者认为你心不在焉或强词夺理。谨记，有时不用有声语言也能实现有效沟通，比如微笑。

我们要坚信，大多数人不愿意做无理之事。当冲突发生时，怒火只会加大解决问题的难度。要知进退、善降温。我们经常面临的情况是，抱怨听了一箩筐，然后没说几句就化解了危机。这是因为，对方也在陈述和抱怨中厘清了思路，回归理性。这种情况下，对方犀利的语言其实也是一种自我防御。

作为护士长，要让团队成员学会沟通，善于沟通，领会沟通的魅力。

深深的话，浅浅地说。

让良好的沟通技能成为团队的光芒，一直闪耀。

消化内科/肾脏内科护士长　吕敏芳

且说"忙"字

"忙"字由"心"与"亡"字组成,拆开来就是"心亡"。忙则心亡,心亡则忙,意指人内心情感"凋亡"。从这层意思上讲,"忙人"是指内心世界失去活力的人或迷失心智的人;"忙人"心情浮躁,他们往往不重视思考和做事质量,耗时很多,事倍功半。

都说我们护士长是"忙人",相信你也认同吧!我们每天马不停蹄:病房、门诊、会议室,来回穿梭;患者、陪护、闹事者,应接不暇;查房、讲课,抓教学;标书、论文,科研急;做不完的工作,理不完的事务。但是,我们护士长内心世界强大无比,心智成熟有加。我们有量忖之脑、洞察之眼、善辩之嘴、倾听之耳、勤劳之手!我们是忙而不乱的行家里手。

我们忙而思考着

古希腊哲学家柏拉图说得好："思维是灵魂的自我谈话。"思维是对内心情感和信息的处理过程。不可否认，思维就是我们内心深处的思想碰撞。在这个过程中，它会对相关情感和信息进行接收、加工、储备与传递。我们护士长的内心世界，生命力顽强。我们忙碌在各自的病房、门诊和各个平台科室，用我们敏锐的洞察力接收来自临床一线的相关信息，并将这些信息进行梳理、总结与加工，形成自己行动的依据，推动科室创新改革，促进护理学科发展。鲜活的实例是我们护士长善于思考的真实写照。"气悬浮可降解转运垫"的诞生、"一种量控湿化加温喉造口过滤保护罩"的临床应用、"重症监护中人工气道气囊压力智能管理系统"的开发、"病区应急实时报警定位系统"的推广与应用，这些都是护士长在日常忙碌的护理工作中接收到无数条信息后"加工"出来的成果。我们每天在灵魂中"自我谈话"——思考！思考产生这些问题的根本原因，思考如何解决这些问题，思考解决问题的最佳方案。思考永不懈怠，思考永不停止。我们的信念是办法一定比困难多，总有一天我们的思考会成就我们每个人的梦想。会思考的人魅力无穷，会思考的人与众不同，这就是我们护士长。

我们忙而计划着

《礼记·中庸》记载："凡事预则立，不预则废。"做任何事情，如果事前有准备就会成功；反之，就可能失败。有了对未来的科学预见，才能指导自己的具体行动，促使事情向人们所期望的方向发展。如果只顾眼前的行动，不顾长远的结果，那么必然会走向失败。我们护士长运筹帷幄，决胜于千里之外。我们有以时间为轴的日计划、周计划、月计划、年计划；有以人才培养为轴的护士能级培养计划、组长培养计划、专科护士培养计划；有以教学为轴的新入职护士培养计划、低年资护士培养计划和高年资护士培养计划；有以科研为轴的论文和课题计划；有以护理安全为轴的控制差错、控制不良事件和控制护理事故的计划；等等。所有这些计划，不会因护士长的忙而忽略，更不会因护士长的忙而草率了事。有了周密的计划，目标就能实现，因为计划是实现目标的桥梁。有计划的工作即使紧张，也井然有序；有计划的工作即使繁忙，也会变得充实而高效，创造出事半功倍的效果。在护士长年终述职报告会上，"目标达成"的声音频频响起，有计划的人谋定而后动，有计划的人踔厉奋发。这就是我们护士长。

我们忙而有序着

埃德蒙·伯克说过："良好的秩序是一切美好事物的基础。"良好的环境秩序能使我们的团队成员各司其职、目标一致、密切配合、高效工作，从而促使目标达成。护士长是营造科室 / 部门美好环境的担当者。那么我们该如何把繁忙的工作变得有序、有效？如何把时间用在"刀刃"上？如何把时间用在解决问题上？大家不妨一起来重温故事《两个和尚》。从前有两个和尚分别住在两座山的山顶上，需要每天到山下挑水，以满足自己所在山顶所有和尚的生活用水需求。日复一日，年复一年，他们最终成了好朋友。突然从某一天开始，其中一个和尚不下山挑水了。身为好友，另一个和尚上山探究竟，惊奇地发现好友竟然悠然自得，品尝着亲手打造而来的清清井水。井水源源不断，不仅他自己享用，山上其

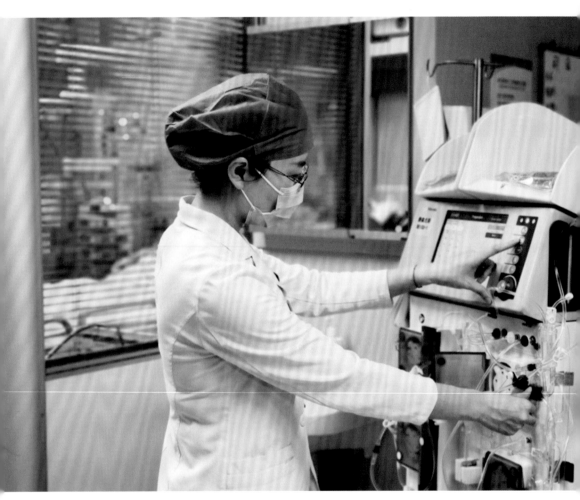

护理管理者床边CRRT管路预充中

他和尚也可以享用；不仅现在享用，而且将来甚至永远都可以享用。这份"悠然自得"就是这个和尚"忙"出的成果。我们护士长就担当着挖井和尚的角色，我们有选择地忙，我们忙于"挖井"，绝不盲目忙于"挑水"。二级护理站的建立、健康教育微电影的上线、以考促学智能考试平台在临床上的应用……它们夺回了每天在病房与护理站之间来回奔波的时间；它们夺回了日复一日、年复一年重复健康教育耗费的时间；它们夺回了不断重复出卷、阅卷、评卷耗费的时间。所有的这些"夺回"，无不都是有序"忙"出的成果！受益的不仅仅是我们自己，也是千千万万的护理同仁们。忙而不乱的人，心智成熟；忙而不乱的人，易出成果；这就是我们护士长。

"忙"且说到这，该有个总结了。

护士长是别人眼中的"大忙人"。实际上我们护士长形忙而神不忙。我们内心情感世界与精神世界充实、强大，不会忙于区区杂事，而是经常反省自己，并调整心态，在精神上拥有一片悠闲的空间。我们工作着、美好着！我们忙碌着、自信着！"忙"字 = 心 + 亡 = 忘，我们永远不"忘"记我们是浙大二院的护士长！我们的血液里流淌着生生不息的浙二文化！

心内科护士长　俞申妹

护理管理

——科学与艺术的和谐统一

有人说，管理的"科学"与"艺术"是硬币的两面："科学"是把模糊的事情讲明白，"艺术"则是力求给明白的事情留下诠释空间。实则两者并不是非黑即白，而是合二为一，相互补充与制约，相互提升与转化，从而实现自然和谐，赋予管理生命力。管理者，尤其是护理管理者，面对"生命只有一次"这样的职业要求，如何平衡制度的刚性和人文的柔性，确保护理管理目标的高效达成，需要我们一直为之努力与实践。

护士长，在同行眼中基本是"严厉"的代名词，是"难以亲近"的角色，这也许是岗位赋予我们的特殊标签。作为一名在管理岗位实践了 15 年的护士长，我对这份特殊标签的感悟则是，护理管理是科学与艺术的有机融合，是科学与艺术的和谐统一。可以将护理管理比喻为一座有生命力的建筑，牢固耐用的地基和框架需要实实在在、一砖一瓦的"科学"来构造。制度就是科学，是让医院各项工作流畅的基石。护士长是临床护理的直接管理者，我们必须把好制度关，以杜绝各类风险隐患。制度是"钢"，能够规避很多风险。坚硬的"钢"同时也会发生"磕碰"，让人一有机会就产生侥幸心理，想办法躲避，从而留下漏洞，引发风险。护士长必须清楚了解各种制度的特性，并在日常管理中对团队成员加以引导，敬畏制度，在制度面前一视同仁，加强制度执行面的过程管理，一旦洞察到团队成员有躲避倾向，就要立刻加以制止，这时候的护士长是"铁面无私"的。在科学面前，我们不能粗糙了事，更不能心软，因为心软就意味着岗位可能失守。

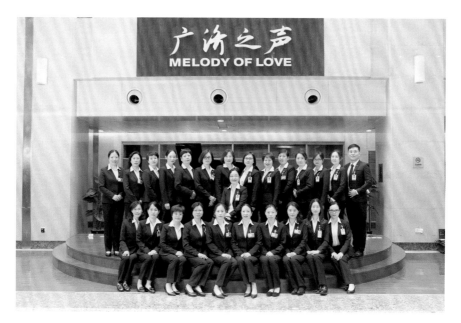

护理部核心管理团队

记得 2020 年年初，新型冠状病毒肺炎疫情来袭后，我被赋予了一个"楼长"的新岗位。我院"楼长"因"疫"而生。为有效应对狡猾的新型冠状病毒，确保全院全员全空间无缝隙不留盲区的全程管控能执行，医院除了成立十大功能组外，还实施楼宇包干楼长负责制，进行"360°无死角"的"网格化"管理。履行楼长职责的过程，就是制度科学落地的最佳实践。守好病区这道小门，亦是医院疫情防控的最后防线。为了管好"一亩三分地"，我们就如同密探，随机出现在病房门口，探查门岗职责是否到位，包括对所有进出人员进行筛查及登记，监察是否有特殊对待等。管理初期各种矛盾、不理解因小门管控而起，但在疫情防控的大政面前，我们的护理管理者坚定从容，一次次把"科学"二字精准贯彻与执行。"楼长"这个特殊身份让我深刻体会到，管理的科学性不亚于工程师的严谨与理性。

赋予护理管理这座建筑生命活力的合理设计与布局，需要创造性地用"艺术"来打造。"天性人也，人心机也，立天之道，以定人也。"护士长管理的核心是人。管理人的本质是识人心、懂人性，在某种意义上这也是一门艺术。我时常感叹科室护理人力资源管理须尽心竭力。部分年轻护士更注重自我独立，追求感受和自由。比如，一旦遇到挫折，她们就觉得活在人间不值得，休养一段时间后却又能激情昂扬，准备"干翻"全世界。作为一个护理小家的大管家，我必须从整体上把握而不是单向研究，需要正确评估和尊重每一位护士的个性与能力，予以分层、分类管理，而非标准化、统一化管理。同时，以自由灵活、突破性的思维巧妙地解决问题，也是护理管理的一门艺术。原以为两点之间直线最短，而现实告诉我正确答案是曲线。这就需要有同理心地思考问题，凭经验与直觉思维，以及较强的对组织需求的感知力和对护士心理的洞察力，针对不同需求提供不同的解决方案，而不能靠工程制图那样的工具或严格的方程和计算公式来进行"一刀切"式的管理。需要与年轻护士进行交流、沟通，予以内心世界的指导与互动，在互动中产生同频共振，形成默契，达成共识，实现主动、自觉的协同，从而培养一群能独立解决问题、各尽所能的护士。

护理管理的蓬勃生命力来源于科学与艺术的完美统一。前者理性，后者感性，两者不矛盾，更不冲突。在我们热爱的护理小家中，制度和人性的光芒相互辉映，没有制度无以成方圆，同时制度又需要我们去灵活把握，在制度下求同存异，既不局限于条条框框，又要明理清晰。《易经》曰："用三分法思考，二分法决断，一分法来执行，什么问题都化解了。"在指导护理管理者处事时要多方兼顾，多维度吸取意见，学会权衡，这也正是管理的精髓。

管理是一种严肃的爱。每个团队的管理有自己的独特性，有模式无定式，是科学，也是艺术。一位富有管理艺术的护士长就是一个和谐体的缔造者，能在正确的价值观引导下制定管理策略，在艺术加工过程中生成一套规则，即制度，再佐以一种如影随形的东西，即文化。没有文化的管理者只能是"工匠"，而非"艺术家"。护士长作为科室的大管家，遵循团队的特点构思，因地制宜，量体裁衣。多年的护理管理经验使我深深懂得，只有努力去构建科学和艺术和谐之美，才能真正激发团队护士内在的潜能与创造力，提高工作效率，使团队永久不衰。

口腔颌面外科护士长　叶国凤

管理魅力从何而来

魅力指一个人富有吸引力，是一种吸引人的力量。那么具备哪些特点的人才谈得上有魅力呢？我们认为，首先，有魅力的人必须有知识和能力，而这种能力多表现为潜能，属于假以时日，总能被唤醒的优秀和珍贵。其次，有魅力的人必须有人性的真善美，有爱心，讲奉献。最后，有魅力的人是负责任和有担当的，无论大事和小事都能放在心上去处理，一份重视与责任心足以彰显其魅力。这种非权力影响力才是我们护士长真正的管理魅力。

识途老马知识广

心血管疾病患者的病情瞬息万变，预警信号的捕获是病情观察的重要知识点，而最具这一能力的人往往是病房

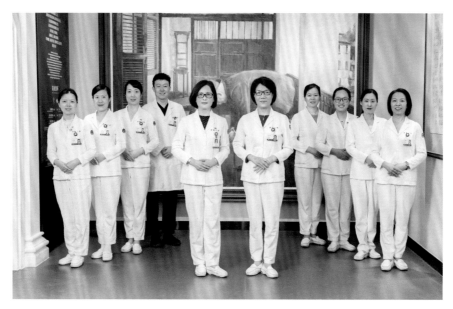

心血管内科护理管理团队

护士长，她观察到了心电监护屏幕上心电图波段的微小异常，比较了患者今天和昨天心电波形的动态变化，就能预见性地评估病情将会发生怎样的突变，于是主动与医生沟通，及时予以早期干预，从而避免了病情恶化，规避了一次抢救风险。由此，值班医生为其所折服，护士为其所信服，患者和家属为其所感动。正是因为具有扎实的心电知识、能识别异常心电图的技能和丰富的临床经验，护士长才能有此预见性。在病房里，当患者和家属咨询病情相关问题时，是护士长用专业且深入浅出的方式，从解剖、生理、病理等学科融会贯通地向患者解释得清清楚楚，并用通俗的语言分析，最后得出与医生一致的判断结果；在抢救患者时，护士长能镇定自若、有序而高效地组织团队进行精准抢救，和患者一起创造生命的奇迹。这就是护士长因知识丰富而具有管理魅力的真谛！

措置裕如经营强

对护士长来说，科室就是一个"家"。一个自己的"家"，要经营好可是大有学问。从物资到人员，从运营到效率，从人才培养到科研，从管理理念到管理手段，小至病房地面上的一滴水，大至患者的生命攸关，无不需要我们去精心经营。没错！护士长毫无畏惧，从容自如地安排和处理这一切。为了加强科室物资管理，护士长从"零库存"抓起，掀起轰轰烈烈的"物流"大战，质量改进项目"减少护理用物在病区内的物流时间"荣获优胜奖。从此，物品取用省时省力、准确、高效，避免了差错和无谓的消耗。在人员管理上，从入职培训到继续教育从不怠慢，科室设置了培训考核办法，"基于临床问题的护士评判性思维能力训练网络研究"成功立项。为提高效率，从创建"二级护理站"开始，到"减少护士来回于护理站与病房的途中耗时"立项，最终项目获两岸医疗品质促进交流暨竞赛活动铜奖……所有的点滴"经营"，只有一个目标——患者至上。在患者获益的基础上，护士受益了，科室运营效率也提高了。这就是护士长具有管理魅力的真谛！

冰魂雪魄真善美

患者与服务对象至上是我们的核心价值观，是忠实遵守的准则。用心布置居家式的病房环境，安置优质便民服务箱，采用暖心的六步爱心沟通法，不计报酬地一次次家访，为出院的孤寡老人送药到家，为住院患者庆祝生日，等等，一次次暖心的行动都出自护士长的精心策划，这是我们"善"的彰显。我们想得更多的是患者及其家属；我们时常为了患者延迟下班，放弃休假；一切的一切我们毫无怨言，这是我们"真"

的彰显。"真""善""美"是紧密结合在一起的，"真"加"善"就变成更"美"。"真"是我们服务患者的初心，是开始；"善"是我们为患者服务的过程，是历程；"美"是我们服务患者的最终目的，是目标。我们深信，"真"和"善"只有在"美"的中间才能促其水乳交融，最终实现最高境界的"真、善、美"。这就是护士长因"真、善、美"而具有管理魅力的真谛！

责无旁贷勇担当

责任心与人生观、价值观紧密相联。如果价值取向以奉献为乐，那么就会有很强的责任心；反之，则对人、对事漠然置之。护士长的岗位铸就其人生观、价值观，以及强烈的责任感。病房是护士长的责任"田"，患者是护士长需要保护的"庄稼"，绝不允许责任田里的一草一木受到伤害。当病房里有患者在抢救时，护士长定能毫不犹豫、不顾星夜兼程，风雨无阻地赶至现场；当患者跌倒时，护士长总是关切有加；当患者不适时，护士长总是在床旁嘘寒问暖；当患者治愈出院时，护士长总是心存欣慰。这就是护士长因勇担当而具有管理魅力的真谛！

魅力不仅仅是外表的美观，更是言行举止间透露出的让人心生愉悦、渴望更进一步了解，甚至渴望拥有的人格特质。护士长在平凡的工作岗位上，在言行举止间透露出的对患者的真心关爱，彰显出护理的价值和管理的魅力。

心内科护士长　俞申妹

礼仪与修养——人的第一张"金名片"

礼仪是指在人际交往、社会交往和国际交往中用于表示尊重、亲善和友好的行为规范。修养是指人内在的道德、文化和艺术修养的反射和折射。

古人云："相由心生。"人的精神面貌的塑造很大程度上取决于其思想境界、道德情操和文化素养等内在品质。一个人良好的礼仪修养和行为举止会给人留下美好的印象，有助于其在交往活动中取得成功。

护士礼仪是一种职业礼仪，是护士在职业活动中所遵循的行为标准，是护士素质、修养、行为、气质的综合反映，是护理工作的必备元素。

护士礼仪和修养的塑造，应以微笑为基点

微笑是全世界通用的语言。张爱玲说："笑，全世界便与你同声笑；哭，你便独自哭。"生活，不会因为一声痛哭而改变；生活，也不会因为一句怒吼而有所不同；生活，却会因为一个微笑而变得格外美丽。

浙大二院烧伤科曾收治一位重度烧伤患者，其烧伤面积达90%，可以说体无完肤。但是，我们的护士一直守护着他，给予精心的照护，由此激发了他坚强的意志。通过治疗，患者最终得以康复。出院时，他留下一张纸条，"感谢给了我第二次生命的医院，你们的医护人员是一流的，虽然戴着口罩，但你们眼中的星河将永远深深地刻在我的心里！"

还有什么比这更珍贵呢？

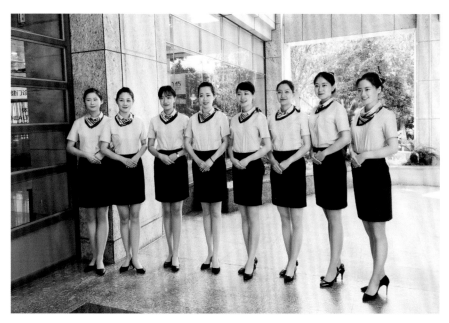

浙二护理专业礼仪团队

护士礼仪和修养的塑造，应以尊重为本质

尊重，是礼仪之本。护士对患者的尊重体现在日常言谈举止中，交谈时专注的目光、得体的称呼、适度的回应、恰当的隐私保护、平等待人的态度，都能让患者产生依赖和信任，感到温暖和亲切。处事得宜、待人以礼，是当代护士应有的风范。

护士礼仪和修养的塑造，应以真诚为原则

孔子曰："人而无信，不知其可也。"诚信是一个人的第二生命，也是做人的立身之本。医疗护理专业中的诚信，更是医德、护德的支柱。护士在临床工作中必须恪尽职守，多与患者沟通、交流，多换位思考，主动关爱，有问必答。

护士礼仪和修养的塑造，需灵活运用语言艺术

卡耐基曾说："一个人事业上的成功，只有15%是由于他的专业技术，另外85%靠人际关系、处事技能。"处理人际关系的核心能力就是沟通能力，正如有的专家所言："沟通的素质决定了你生命的素质。"

语言是护患之间进行沟通和信息交流最重要的工具。在与患者交谈时，灵活运用语言的魅力，比如得体的称呼，肯定、鼓励的语言，来表达对患者的关注和安慰。沟通中善于运用礼貌性的语言，"请"字当先，"谢"不离口。护理人员在具备广博知识、精湛技术的基础上，如果能掌握并恰当地运用语言技巧，对患者的康复有着不可低估的作用。

护理既是一门专业，又是一门艺术。南丁格尔说："护理人员其实就是没有翅膀的天使，是真善美的化身。"良好的护士形象是个人的一种能力、一种心境、一种技巧的体现。在临床护理工作中，我们巧妙地运用沟通，演绎精湛技术，运用礼仪展现关爱，让患者在赏心悦目的基础上达成身心的愉悦，减轻病痛带来的不适，将浙大二院"患者与服务对象至上"的核心价值观发挥到极致。

肝胆胰外科/甲状腺外科护士长　胡丹旦

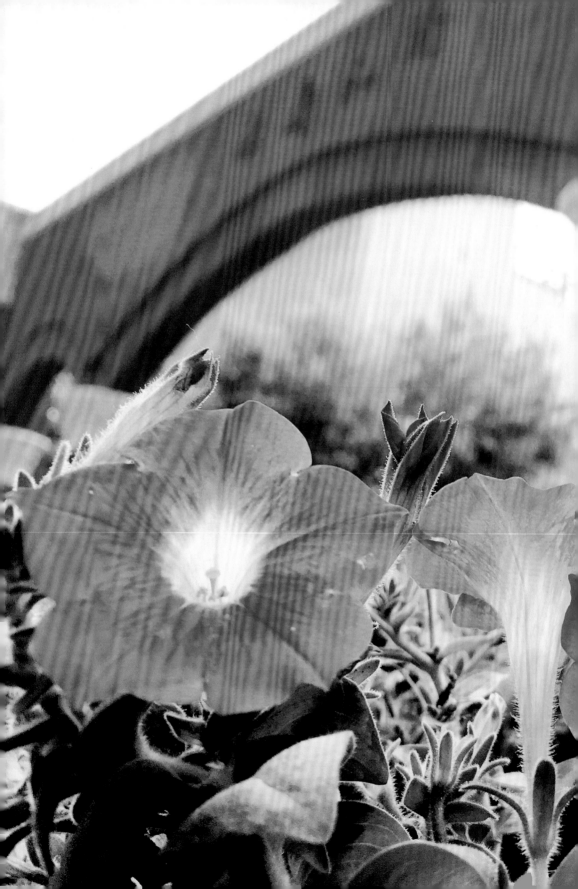

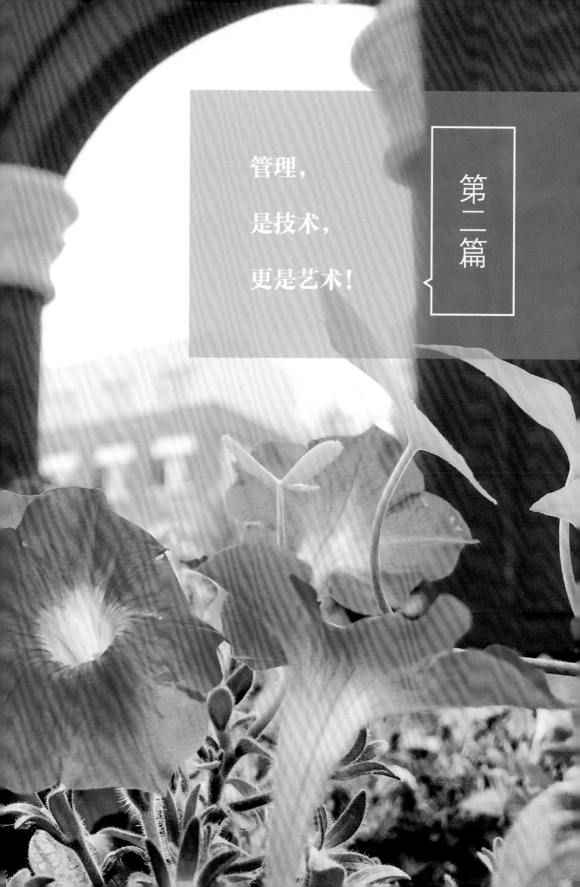

管理，
是技术，
更是艺术！

第二篇

浅谈护理管理

何谓管理？可谓"仁者见仁，智者见智"，至今人们尚未形成统一的认识。从字面上解释，管是主其事，理是治其事，管理即管辖、治理。

"理"主要是做以下七件事情：理清自我、理清目标、理清现实、理清困难、理清路径、理清人员、理清原则。俗话讲："凡事预则立，不预则废。""理"其实就是一个"预"的过程。当然，"理"也不能只是单纯地纸上谈兵，应该能有效地落地；更不能是一个人的独断专行，应该树立团队意识。因此，作为管理者，在做"理"的同时，更应该通情达"理"，达到"理于事，理于心"，实现客观、公正的效果。

"管"主要是从以下四个方面着手：自我管控、阶段成果管控、风险管控与员工心态管控。"管"不是只注重结果，而应当注重如何保证结果。在"管"的过程中，要不断运用管理工具，确保过程不偏离目标。

护士长是医院的基层管理者，在整个护理单元工作中担负着组织、协调、决策和信息沟通等职责，是护理管理成功的支点。面临医院快速发展带来的挑战，如一院多区、跨科收治、多学科团队等，具体应该如何协调"管"和"理"的比例呢？这就取决于管理事项的难易程度、团队成员的能力等因素。例如，我的团队相对缺乏经验，我经常会拿出较多的时间来"理"，让团队成员在事情未开始之前，就在脑海中形成一个事情全过程的场景认知，这样在具体实施的过程中，会不断自觉地对比、修正，再加上适度的"管"，运用指导型的管理风格，正好匹配。所以，"管"和"理"需要管理者对自己、对团队都有个清晰的认识。优秀的管理者会在"管"与"理"之间游刃有余地适度切换，这样自己和团队成员都可以得到提升。如果管理者对"管"与"理"分配不合理，就会经常出现以下情形：只"管"不"理"，不知道如何"管"和"理"，以及"管"和"理"带有原岗位的局限性。因此，"管"和"理"在不同时段，出发点也应当及时切换。

护理管理靠什么

很多人对此都有不同的答案，有人觉得护理管理靠个人能力，有人觉得护理管理靠个人魅力。说到底，护理管理的结果评价是有一定主观性的，可能每个人对同一护理法的评价都不相同。护理管理受很多因素的影响，单凭护理能力，不能完成患者的有效引导；而单靠个人魅力，也不能完成具体的护理工作。在实际护理中，要注意将两者有效结合，培养自身的护理能力，增强个人魅力，这样才能有效地提升护理管理质量，给患者带来良好的护理效果。

护理管理者需要哪些能力

作为医院的护理管理者，在实际护理中要加强自身文化修养和业务能力的培养。总的来说，能力是建立在知识之上的。在医疗救护过程中，新的医疗护理技术、方法和设备等层出不穷，护理人员的实际工作在广度和深度上都有较大的变化，护理管理者只有与时俱进，不断地更新知识，提升自身文化修养，提高自身的护理能力，才能娴熟地开展护理管理，

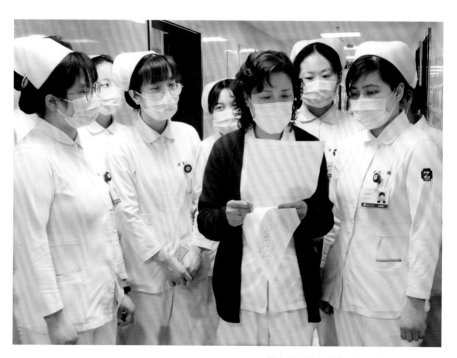

护士长与护士对护理事件流程进行梳理

提升服务对象的满意度。

可能有人觉得，管理有什么难的，制定管理办法，让其他人照着做就好了。实则不然。在管理学中，人们将管理作为一门艺术，要求管理手段不仅要具科学性，而且要有艺术性。因为医院护理管理的对象是人，每个人的思想、认知各不相同，所以在护理管理中，不能采用死板、单一的护理方法进行护理，而应在护理中关注人文情怀，以实现对患者的有效鼓励与引导。

护理管理中的个人魅力培养

良好的思想品德和职业道德是护理管理的根本所在。在护理管理中，只有具备较高的责任感、事业心、胸怀大度、赏罚分明地开展护理管理，才能实现权力与非权力的协调，最大限度提升管理效能，并形成良好的影响力，增添个人魅力。

要拥有积极的心态。护理管理工作是一个极具挑战的实践过程。一方面，护理人员日常工作任务繁重，常奔波于病房之间；另一方面，医院、患者、社会也会给护理人员施加一定压力。因此，作为护理管理人员，我们自身就要有一定的心理承受能力和调节能力，能以积极的心态、乐观的态度、友善的笑脸去面对每一位患者，进而以良好的个人魅力带动患者，提升其对护理措施的认同感和依从性。

要善于总结和自我反省，即当一件事情尚未达到预期时，须反思是"管"得不到位还是"理"得不清晰，通过不断总结，持续改进，以避免错误重复发生。

护理管理是一个对专业要求较高的实践过程。作为一名管理者，我们只有不断地探索，不断地创新，提升自身的护理能力，塑造良好的个人魅力，才能有效地提升护理管理效果，促进患者康复。

"理性处事，感性对人。"

送给自己，也送给所有的管理者。

胸外科二病区/肝胆胰外科一病区/皮肤科/胃肠外科二病区护士长

鲍向英

护士长眼中的细节管理

细节指那些不起眼却可以发挥关键作用的小环节、小事情。

古往今来，关于细节的描述各不相同，有"为人有大志，不修细节"的豪迈情怀，也有戴维·帕卡德留下的经典名言"小事成就大事，细节成就完美"。

老子在《道德经》中说："天下难事，必作于易；天下大事，必作于细。"意思是天下的难事，必须从容易时做起；天下的大事，必须从细微处着手。做那些别人还没有察觉到就该做的工作，办那些事件尚未发生之前就该办的事，及时察觉微小征兆，并予以早期干预，这在以护佑生命为主题的医学人文中尤为重要。

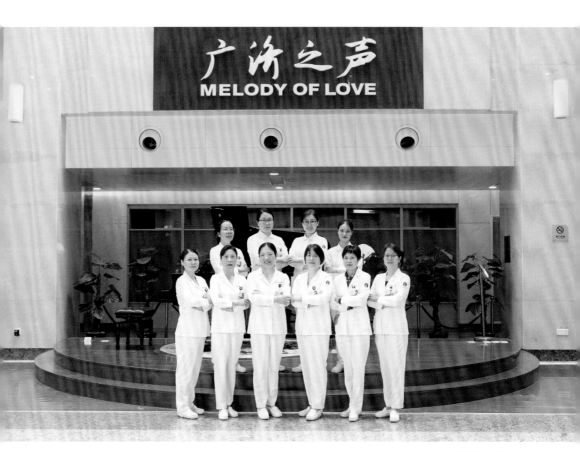

肿瘤学科护理团队

注重细节，实质是保持认真的态度，坚持科学的精神

在护士长日常的护理管理工作中，质量和安全是永恒的话题。质量是基石，安全是根本，我们的护理工作也始终围绕这两个主题开展。如何让护士在繁忙且琐碎的护理工作中发现问题？做好细节管理尤为重要。细节，体现在严密的观察及认真的落实中。护士在临床护理工作中提供专业的评估和干预，能够降低不良事件的发生率。他们通过严密的监测、细致的观察来发现病情变化，比如大面积烧伤患者尿量的变化，新生儿哭声的不同，造血干细胞移植患者皮肤黏膜微小的变化，无法说话的患

者不经意的表情、动作，任何一点细微的症状，或许就是病情变化的征兆。细节，体现在专业团队密切的合作中。在临床复杂的疾病诊治过程中，护理工作贯穿于各个环节，在进行各项检查、检验、手术时，医生、技师、药师、护工等都需要护士与其密切配合。为确保顺利交接传递患者病情，严格落实 SBAR[①] 交接程序，注重交接的内容，针对每个点都要认真执行。在快速反应小组（rapid response team，RRT）和全院急救紧急呼叫（地点 +999）抢救过程中，团队成员间的密切协作，一个手势、一个眼神，娴熟的技能都极为重要。科室团队强调协同合作，护理管理中每一次护理查房、每一次临床指导都要保证对细节的专注。这是对患者负责，也是对我们工作负责。因此，诠释护士的本心是细心观察，用心做事。

注重细节，尤其要关注人文

医院是一个收治病患，抢救生命的场所。在医院里，大多数患者及其家属会有紧张、焦虑、担心等情绪。护士是患者的密切接触者，长时间与患者接触有时也会让护士产生负性情绪。护士长在患者与护士之间做好协调和沟通工作，每天早上一句暖心的问候、一个亲切的笑容，都会给人送去温暖。在血液科工作多年，面对的大部分病患是肿瘤患者。长时间的治疗，疾病和治疗带来的身心痛苦，会使很多患者情绪低落，因此在与患者及其家属的沟通中特别要关注他们的情绪变化，并耐心予以安抚，给他们鼓励和支持，做到眼里有光，心中有爱，用温情去帮助

---

① SBAR，即标准化医护沟通模式，可简化为四个字：情、景、评、议。该交流模式是医护人员之间快速、准确传递病情的一种方式。

患者。

注重细节，不纠结，也不拘泥于细节

护理管理中的细节处理，需要与整体的护理工作安排协调和平衡。在护理中，要同时兼顾主要工作内容与细节服务管理。正确地认识并处理好主要工作与细节管理的关系，能够极大地提升护理效率和护理质量。先着重完成主要工作内容，将此作为护理的出发点，再保证对细节的严格检查，消除潜在的安全隐患。两者相互联系，相辅相成，辩证统一。在紧急处理时，我们要果断、迅速，不纠结，保证抢救及时、有效。

培养临床护士养成关注细节的习惯

护士长要管理好这些细节，必须持之以恒。古人云："授人以鱼，不如授人以渔。"道理其实很简单，"鱼"是做事的目的，"渔"是做事的手段，一条鱼能解一时之饥，却不能解长久之饥，如果想永远有鱼吃，就要真正学会"渔"，即捕鱼的方法。传授给他人既有知识，不如传授学习知识的方法。护士长需要就护理细节加强对护士的培训指导，培养护士形成敏锐的观察力，帮助各级护理人员更好地发现潜在危险并正确处理。要不断更新培训内容，与带教老师讨论培训方法，不断强化其相关知识技能。对于低年资护士，着重于教会方法，养成习惯。细节微小，在医护人员忙碌的工作中，确实容易被忽视，甚至忘却。但绝大部分可能被遗忘的小事，实际上在护理周期内经常发生。那些成功典范、失误教训，我们可以记录与总结，并作为护士培训的一项重要内容。我们护理团队根据过往的实践经验，整理形成很多有价值的细节规范，在进一步提高护士职业素养、专业技能水平中发挥了极为重要的作用。也有一些突发的细节，从未在之前的临床病例中出现，需要当值的护士临场随机应变，做出正确的判断。在日常培训中，不仅要注重对护士进行专业知识技能的培训指导，而且要组织其进行突发紧急情况的模拟训练。这些模拟训练不仅是对护士临场应变能力的测试与锻炼，而且是发现一些特殊情况下细节问题的良机。因此，最有价值的知识是关于方法的知识，教会学习方法是最有效的保障。

　　在医院精细化管理过程中，护士长眼中的细节管理，是温柔且温暖的关注，旨在保证患者的安全，尽力帮助患者消除痛苦，与医院的"患者与服务对象至上"的核心价值观齐头并进。

　　让我们一起更多地关注细节，努力做一位暖心的护士长。

血液科/骨髓移植中心护士长　谢彩琴

护士长如何在工作中学会"弹钢琴"

注重细节，是护理工作的要求之一。抓细节管理，展现的是护士长对护理团队的严谨态度，认真、用心行事的作风。

抓细节也并非事无巨细、面面俱到。护士长管理工作不仅要全面无遗漏，而且要紧急不耽误，犹如弹钢琴。钢琴有八十八个键，人只有十个手指，要弹出优美的音乐，十个指头要按节奏弹奏，相互配合；类似地，护士长管理工作要统筹兼顾、协调发展。

护士长不仅要时刻关注团队成员的岗位胜任力，而且要注重非技术能力的养成。一个科室想把阅历、学历、特长、个性皆不同的人凝聚在一起，需要一种"思想"，即团队理念，来引导与融合，以实现团队成员相互尊重、彼此信任、高效沟通。

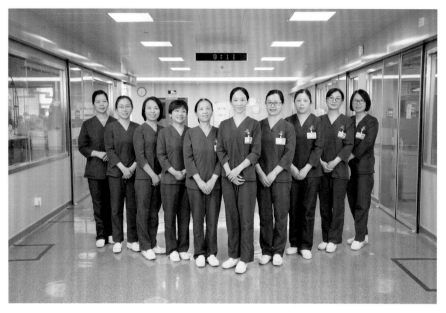

器官移植护理团队

护理心脏大血管外科围术期的患者，要充分实施现代外科加速康复和全人全程精细护理要髓，更要随时应对各种极端事件的发生。每一次抢救都是生与死的较量，速度就是救治的灵魂，人员到位、物品可及很关键。为此，除了全院标配的抢救车外，科室还在固定场所配备备有专科急救用品的治疗车，并在情景模拟演练中发现问题，及时修正科室抢救标准作业流程，保证急救高效。

每一次突发事件应对后，应予以全面复盘，这是发现短板、改进提升的关键所在。护士长要鼓励团队成员用系统思维复盘护理团队有没有做到，有没有做好，有没有可能做得更好；鼓励团队成员时刻相信团队的力量大于个人的力量，时刻相信团队的智慧强于个人的智慧；引导团队成员时刻思考如何做才能在面临下一个患者出现类似情况时做得更好，促使团队成员时刻做好应对下一次突发情况的准备，确保物资可及、人员可及、技术可及。

面对患者突然出现意识改变、呼吸窘迫、低血压、低血氧饱和度、心律失常，要学会快速识别主要问题及问题的主要方面，在给予紧急处置的同时，还能进行全面评估，寻找潜在病因。如果全靠临床实战经验积累，这是不现实的。因此，培训至关重要。在持续的专科理论知识学习的基础上，定期以全要素高仿真模拟场景再现方式进行团队演练培训，在肯定亮点的同时，更多地发现可以改进与提升的空间；在致力于提升团队成员实操技术能力的同时，驱动团队成员快速树立安全意识；更重要的是凝聚团队，达成共识。犹如不美妙的调子只允许发生在弹钢琴的练习过程中，抢救实战中的不足必须在演练的过程中提前发现并解决！

护士长作为一名承上启下的护理管理者，以掌握过硬的专业技能、能解决本专业的疑难问题为基础，通过孜孜不倦的学习，持续提升自己的核心竞争力；以临床思维为导向，培养护士的专科护理能力，使其在繁杂的工作中，控制方向、把握全局，就像"弹钢琴"的高手，既能演奏主旋律，又能弹好协奏曲。

心脏大血管外科重症护士长　何晓娣

心中有方圆，手中有温度

　　病房管理，往大了说，是一家医院服务品质的直观再现；往小了说，可以体现一个护士长的综合治理能力。这是一个局部和整体的概念。如果一家医院，仅仅是依靠护士长的"艺术"去施展管理才能，那么恐怕要八仙过海，各显神通了。也许会出现若干"精品"，但难成气候，难以传承。毕竟，护士长非管理科班出身，资历也有深浅。只有在医院层面，站在战略思维的高度去统筹，医院"引"，病房"推"，方能长治久安。

　　浙江图书馆古籍部珍藏有一套 20 世纪初广济医院编写的《全部事物规则》，其中详细记录了门诊挂号时间及号金、中西医士出诊规则、各个院区价目及住院规则。通过查阅这些珍贵的史料，我们得以一窥当年广济病房的管理风采，专业又严谨。研读史料，细细品味，我们不难发现，若将

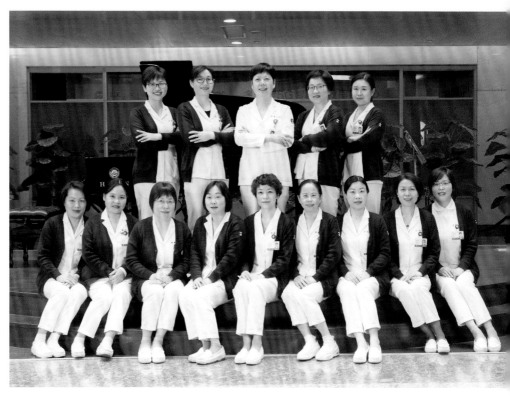

外科护理管理团队

这些资料翻译成白话文，就是现在护士所做的"入院宣教"的基本内容，涵盖用药、饮食、探视、请假、预防跌倒等各方面的制度。当然，老广济除了有健全的病房管理制度外，还有严谨的行事作风。例如，上班时间，医务人员不得大声说话，有事需要沟通时，需走到对方身边，轻声交流。除此之外，"老广济"还有诸多其他规定，如上班不准穿硬底鞋（避免走路声音过大），不能戴首饰等。同时，医院上下崇尚礼仪，早上同事间碰面均会互相问候。大概这就是广济医院昔日发达、今日腾飞的重要原因。

一百年前已有如此完善的病房管理制度，不得不令人感叹。"前人栽树，后人乘凉。"广济制度作为遗传物质 DNA，已深深植入每个浙二护理人的基因里，并将传承下去。如今浙二护理人严谨慎独、细致周全、科学规范、竭诚笃实的服务态度，正是一百年前广济制度的传承！

医院怎么"引"

第一，不折不扣地执行核心价值观。浙大二院秉持"患者与服务对象至上"的核心价值观，让一线员工安心于临床工作，所有非医疗护理的事项全部由后方接管，比如送药上门、维修上门、检查接送等，就连员工自己的各种私事也可通过网上申请和递交办理，并安排各方联络员，实施"首接负责制"，处理事务绝不拖沓，以此解除医护人员的后顾之忧。

第二，岗位管理，职责分明。与临床关系密切的各个部门各司其职，比如医务部、护理部、医院感染管理科、后勤管理科等，尽管有时会有复杂情况出现，但都会在行政层面予以有效解决，而不会让临床医护人员无所适从。行梯队架构，使得问题一般尚未反馈至部门领导就已妥善解决。

第三，制度和规范是日常工作指南。摒弃人管人的旧模式，现代管理需要科学的方法，从战略上去导向，从制度上去查漏补缺，精准布局下才有精准的医疗和护理。临床医护人员只要掌握了制度和规范，就能自我管理，在执业行为上进行自我约束。

第四，护理部搭建框架。病房管理主要涉及护理的方方面面，细节又多，有些共性问题可以同质化。例如，涉及病房安全，在"硬件"方面，如跌倒扶手安装、防潮防霉等统一由后勤定期上门查检。在"软件"方面，如为减少交接失误引发不良事件，全院统一实行 SBAR 交接班模式；为避免患者走失，患者外出检查统一由工人护送，出入行 PDA（personal digital assistant，个人数字助理）扫码等。再如，统一了 CICARE[①]沟通模式，规范了各个科室的急救设备，如抢救车、转运箱的物品及定位放置等。

病房怎么"推"

有了医院层面和护理部层面在大方向上的把控，以及大框架的搭建，整个护理组织就会有秩序，也能提升团队中各个成员的士气。护士长所要做的，包括以下几项。

一是自身掌握政策，熟悉制度与流程。护士长的上传下达，起到的是桥梁的作用。政策或制度落地之后会有不同的反响，此时就需要护士长去解读和听取建议，然后向上级部门反馈，并促使制度不断完善，更贴近临床，更易于医护执行，从而不断优化并形成良性循环。

二是让护士掌握各项工作评价标准。日常工作的琐碎往往造成护士"丢三落四"，但并不代表其工作能力差。护士长要结合情境分析，给予适度的关怀和建议。要评估护士是否在掌握标准的情况下犯错，是主观犯错还是客观条件所致，对其的处理方式也不一样。

三是创造静养的环境。除了明确"四轻"，即走路轻、说话轻、操作轻、关门轻之外，病房就像一个小市场，进出越快，流动越大，造成的噪声就越多。这就需要护士长明确各班职责，优化程序，提高速度和效率。同时，

---

① CICARE，即为 connect（称呼）、introduce（介绍）、communicate（交流）、ask（询问）、respond（回答）、exit（离开）的首字母组合。

以身作则,发挥团队协同作用,争取让每位患者的需求都能得到及时回应。

四是提升自身控场能力。护士长早晚及随机查房,意在发现不安全因素,以及医疗隐患,这很重要。一旦感知到倾向性,护士长可以先行处理,预处理后再通过"异常日报"递交护理部备案,后续持续关注,直至隐患消除。面对突发事件,护士长还需具备控场能力,比如突然出现的纷乱或急救,自身需镇定,指挥有序,指令清晰。

五是给管理增加温度和情感。陪护管理是病房管理中的一个难点。曾经有一位患者,病情危重,在弥留之际,其多位亲属非常急切地想探视患者。然而,当时正值新冠肺炎疫情期,为了有效防控疫情,医院的陪护制度规定,只能有一位亲属陪护,并要求陪护亲属提供规定时间内的核酸检测阴性报告,佩戴口罩,做好防护措施。为此,护士非常为难。护士长在了解情况后,首先请这几位亲属准备好规定时间内的核酸检测报告,然后与同病室患者及家属商量临时移至其他病房,再让这位患者的几位亲属逐一做好防护措施前来探望患者。该患者离世后,家属特意表扬了这个病区。这样的操作看似违反了规定,但实质上是将疫情防控制度的精髓和人文管理进行了合理的调和。

六是凝聚人心,科室管理靠团队。病区环境管理不是护士长专属,而是通过护士长的表率作用,对病房环境管理意义的引导以及对科室团队长期的鼓励与督导,提高科室同事们的团队意识,创造更好的病房环境。

病房管理,不是易事,也绝非难事。在医院强有力的推动和保障下,护士长的管理正逐步规范化。心中有方圆,手中有温度,秉持护士长的正能量和不懈之心,定能在工作中有所收获。

外科片科护士长　徐彩娟

我眼中的医院加班文化

　　"文化"一词，无论在古时、当今还是未来，都是一个高频词，它往往与高品质、高素质相关。近年来，人们对互联网的加班文化多有谈论，不知人们是否关注一种"没有时间限制"的加班，而且这已成一种文化。

　　你或许有过这样的体会，要想与医院的白衣天使见个面还真不容易。约个饭局吧，从年初约到年尾；聊个天吧，毫无征兆地被挂电话，不知何时才在微信里闪出一句"抱歉，刚才有事"，然后又悄然消失。你已经习惯了这样的简单粗暴对待，我们也习惯了这样的君子之交。请别发出诸如"难道你们没有休息天的吗？"的言词拷问。

　　我们当然有休息天，但可不一定合着法定假日的节拍，越是假期，我们越是忙碌。假日里，我们也不能所谓的彻底"躺平"，因为患者需要救治，医学需要发展，专业需要与时俱进，要利用休息日充电；肩上担着治病救人的使命，面对各种疑难杂症的挑战，我们唯有不懈地学习，才能不留遗憾，才能不负初心，不负当初"学医"的选择。

这绝对不能将其简单概括为高尚，应当是职业的责任心使然。患者的每一声呻吟、每一个求助的眼神、每一种无言的苦痛，都重重敲击着我们的心。求知，是唯一的求解。我们要不断拓展专业的深度和广度，去寻找最佳的诊疗与照护；我们要不断去研习认知行为与沟通交流，希望能跨越年龄给予足够的理解与安慰；我们也要不断去寻求创新，围绕患方的需求优化每一个步骤与流程。日复一日，没有时间的期限，前浪推后浪，推动医学进步，推动健康事业的高质量发展。这样的"加班加点"，是工作延续，常常伴随着思考，也伴随着动力，尽管"留有不能做乖乖女儿的遗憾"，但"终难弃之"。

有另一种"加班"需要斟酌，要适时止损，果断放弃，这就是"拖班"。拖班，顾名思义，就是本职工作在规定时间内未完成，因而需要拖延下班时间。为什么下不了班？管理者要从以下几个方面展开思考：一是工作量是不是大了，人力却不够；二是工作流程是不是不合理，由此导致重复工作，无法按时下班；三是员工是否怠工，以示无声的抵抗；四是护士能力不足，无法胜任。

从大局观来说，主动加班是一回事，但被动拖班是另一回事，尤其是人为地拖班，非常损耗士气，久之大家必有怨言。因此，医院管理层一直在推动效率文化。细品，就是在支招。

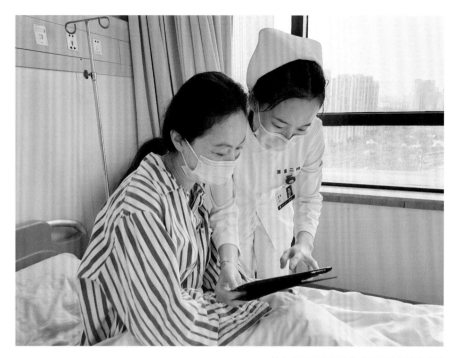

护士运用电子化设备进行细致的健康宣教

如何提高效率

在思想上，护士长不要有"拖班意味着做更多的事""拖班的都是好员工"这样守旧的想法。偶尔拖班是正常的，但是经常拖班就一定存在问题。要深入分析，贴近临床去查找根源，如果是人力、物力方面的，就要从现有资源入手，排好班，用好人，人尽其用。如果是因为流程不合理，那么可以用质量管理工具去改进。如果是个别护士能力问题，就应有个体化的培养计划，引入导师制，予以辅导。

要管理好时间

护士长更像一个教练，要影响员工，而不是强迫员工。自己当有统筹风范，不拖沓，言出必行。在岗言岗，带头做事行之有效，讲速度，重质量。运用表格清单简化文书，按时践行计划，不开无效的会议，不在护士休息时间前去打扰。久之，团队成员就会跟上节奏，形成良好的时间观念，会自觉安排好岗位工作，不做无用功，准时上下班。

团队作战意识

班排得再合理，都无法精准评估每日工作量这个变数，无法预知哪个班次会更忙碌，这就需要发挥团队的力量来平衡。成员之间要放下锱铢必较的小我，能力强的帮扶能力弱的，速度快的帮扶工作量大的。十指长短，在共同进退中难免会有个别小聪明，但无妨，大浪淘沙之后，分晓自见，护士长不必揪住个别不放。护士长的引领，站位要高，格局要大。团队文化的塑造需要假以时日，一旦形成，就能度人力于危机。

当然，拖班缘由也绝非一概而论，各有各的事由。拖班现象看似无伤大雅、习以为常，折射的却是管理问题。作为护士长，需要时常面临难题和挑战，这是对管理的考验，但处理得当，对整个团队和组织的顺利运作及文化氛围的营造都会有积极的作用。

细品医院加班文化，爱之，因为我们的职业神圣，为专业能力提升付出时间和精力是医者的品质；思之，从护士长视角来看，加班是对管理精益化的考验。唯有辨证施治，才是客观的。

消化内科/肾脏内科护士长　吕敏芳

质量即生命

先不要假设我们的医务人员犯了错误，个人的问题自然有客观的质量指标去评价，医院工作的重点在于找出体制上存在的缺陷和漏洞。医疗安全管理人员不是医院的警察，不是只找问题的，而要提供给医务人员必要的支持。

——美国杜克大学

护理质量是护理管理的核心，也是永恒的主题。提升医疗护理安全是推动医院高质量发展的基石。但在实际工作中，如何让护理战略规划真正落地，是大多数基层护理管理者遇到的窘境。作为医院管理的"腿部力量"，需要带领护理团队控制风险，及时纠正偏差，以保障患者安全。

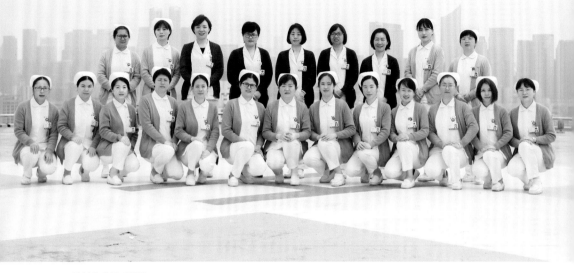

神经外科护理团队

团队是一个生命体

护理质量的高低取决于团队成员间是否相互协作、融洽配合，是否从思想认识和行为规范上高度融合。护理团队就像一支足球队，每位护士都有自己的位置，"队长"要率先垂范，关爱和尊重每一位队员，通过清晰的目标制定、温馨的文化建设，把队员们的心紧紧地凝聚在一起，并在"比赛"中根据动态变化及时做出调整，使队员们适应彼此的长处和弱点，形成一个团队、一个生命体，共同行动，从而有效地保障护理质量标准的落实。当作为队长的护士长把团队当作一个生命体来对待时，她就是生命体的大脑，能感受到这个团队生命体真正的呼吸、脉搏、思想等。

风险是一组价值源点

上医治未病，护理风险管控以强化事前防范为主，防患于未然，是保障患者安全的最基本需求。当不安全因素像一束不间断光源，刚好透过一组有漏孔的奶酪片时，缺陷就会发生。专科疾病的复杂性和患者个体的特殊性，给护理安全带来了挑战。孔洞并不全是坏因素，正如每个奶酪片上的漏孔越大，挑战也就越大，但风险与获益并存；孔洞也同时是护理价值的源点，我们发现孔洞，弥补孔洞，预防缺陷，从而创造和提升护理价值。为提升护理人员的风险防范意识，科室护理管理者应梳理本科室疾病常见护理风险，建立规范的识别和处理流程，对整个住院环节进行全要素安全评估，并根据评估结果实施护理安全管理计划；通过流程化的指引，增强临床护士的风险辨析能力，挖掘孔洞的护理价值源点，发挥奶酪的防护功能，规避护理不良事件的发生，保障护理质量。

质量是一片星辰大海

质量控制是及时纠正护理工作偏差和有效实现护理目标的手段。病区建立"护士长—责任组长—责任护士"三级质控体系，人人参与护理质量控制。护士长是质控体系的核心，做到每日必查基础、危重和专科护理质量，特别是危重、新入院、手术、生活不能自理等重点患者和重点环节；有计划地定期督查和随机抽查相结合，确保规章制度和科室规范落实、急救物品完好、消毒隔离规范等。充分运用"结构－过程－结果"的三维质量评价模式，对护理服务项目的结构、过程及结果三个方面进行质量评价，月月总结、反馈和整改，实现持续质量改进。

　　一代医圣张孝骞说过："患者以性命相托。"我们怎能不诚惶诚恐，如临深渊，如履薄冰！"安全"是基石，"质量"即生命，"质量"保证生命！

　　　　　　　　　　　　　　　　　神经外科护士长　　陈爱琴

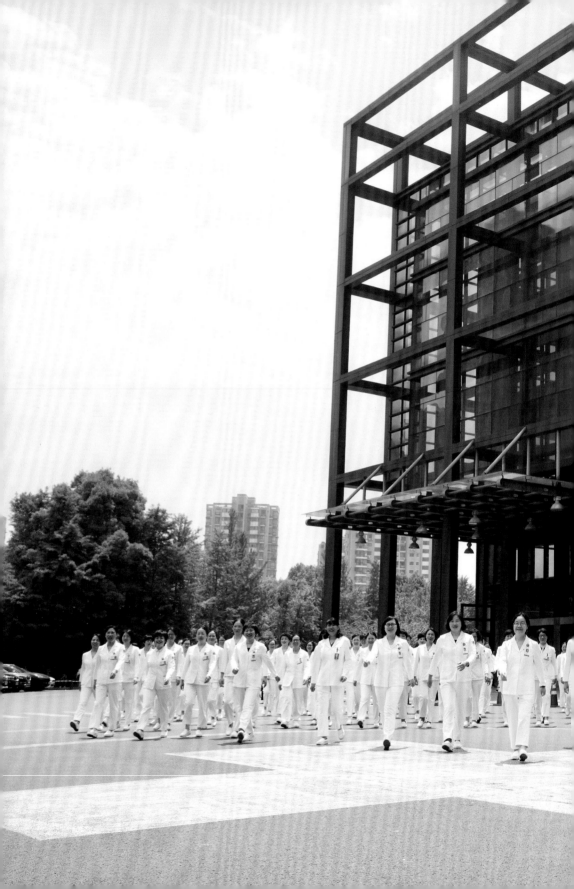

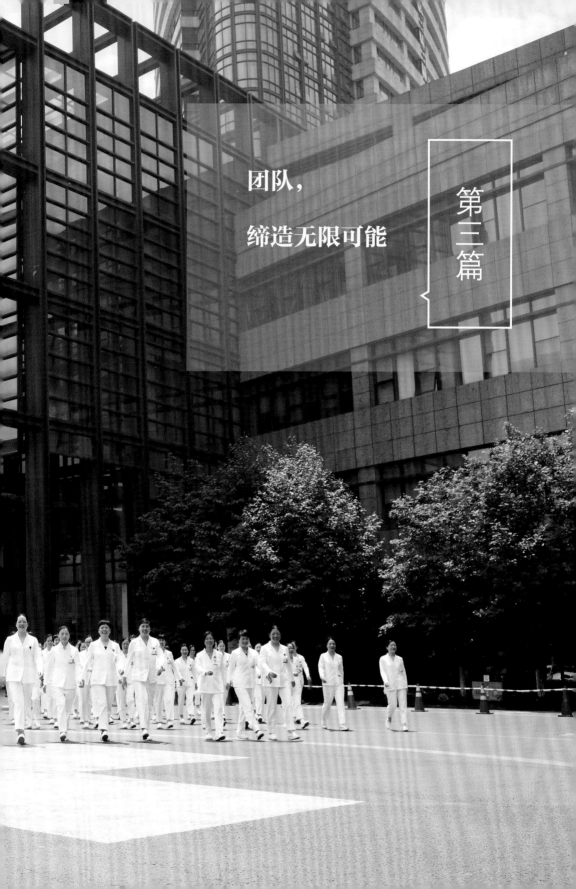

团队，

缔造无限可能

第三篇

浅析医护融合

"融合"指不同个体或不同群体在一定的碰撞或接触之后，形成认知上的理解、情感关系上的共情或态度倾向上的协调。

深度融合，"融"是关键，"合"是目标

医护深度融合，其根本目标在于满足患者对医疗护理的需求。医学发展日新月异，护理学的研究范围越来越广，临床护理所面临的难题也越来越多。如何为疑难危重患者提供全面、优质、全程、个体化的护理服务，需要医护深度融合来破题。

护理需要主动融入"大医疗"，实现医护共同查房、病例讨论的一体化工作模式，为患者提供全流程、无缝隙

的高质量医疗服务，从而达到互学互进、共同提高的工作目标。

"医疗"被称为知识最密集、合作性最强的专业，需要多维度医护合作，"三分治七分护"最能体现精湛医术需要配以精细化的护理，医护之间紧密合作永远是患者获得良好疗效与就医体验的重要保证，两者缺一不可。随着优质护理评价标准的不断完善，以患者为中心的团队合作模式引起高度重视，医护合作交接及查房，能够破除学科之间的壁垒，为患者制定出更优质、更精准的护理方案，以达到靶向护理的效果。

温馨融洽的科室环境、和谐美好的医护关系，是科室及医院发展的基础，也是科室高效运行的促进剂，更是医患关系和谐的根本保障，似一双无形的手掌，将医生和护士紧密地连接在一起，而在这些关系的和谐发展中，护士长这个角色发挥着不可替代的作用。

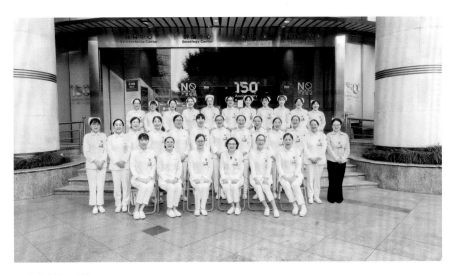

泌尿外科护理团队

护士长是医院基层科室护理工作的直接管理者，其领导能力的高低直接影响医院护理质量和护理管理水平的高低。在整个医院的护理管理体系中，护士长这一角色起着承上启下的作用，既是桥梁，又是纽带。护士长的作用发挥得好，既能增强医护团队的凝聚力，又能促使科室护理工作紧跟医院步伐，以更加优质的护理管理水平展现医院的护理特色，实现与医院的发展同频共振。

"木桶原理"的"短板道理"众所周知；"木桶原理"的"缝隙道理"可能鲜为人知，如果木板与木板之间存在缝隙，也同样无法装满水。若将"缝隙道理"应用到护理工作中，护士就是一块块木板，护士长就是箍木桶的铁箍。作为护士长，我们只有真正把自己当做一个"铁箍"，像"铁箍箍木桶"一样把我们团队中的每一个成员都紧紧地团结在一起，护理团队才能真正成为一支强有力的队伍。

在护士长岗位上在岗 20 多年，我常常换位思考，站在医生的角度去思考一些问题：他们最需要我们做什么？如何做才能让患者得到最好的治疗和护理？如何做才能发挥护理的最大效能？我们也许永远体会不到诊断不明确时医生的那种焦急和无奈，体会不到他们对治疗方案到底往左走还是往右走的纠结，更体会不到他们在手术台上的那种紧张和压力。我们唯一能做的就是：给医生温暖，让他们无论何时都能感受到有一股无形的力量一直在背后默默地支持着他们；给患者温暖，在患者治疗效果没有明显进展的时候，他们也会因为我们的护理服务而感动；给我们自己"压力"，只有不断地给自己"压力"，不断地给自己充电，我们才能在患者出现异常时及时观察到其病情变化并予以正确处理。

梅雷迪斯·贝尔宾博士认为："团队需要的不是平衡良好的个人，而是相互平衡的个人。"

　　一个病区医疗护理质量的高低不仅取决于团队成员能力的强弱，而且取决于团队成员间能否相互协作、融洽配合。愿景和目标、归属和融入、沟通和交流、困难和挑战、幸福和喜悦，这些都是我们将医护团队融合在一起的关键。

　　一个人可以走得很快，一群人才可以走得更远。医护一家亲，共筑强院梦，让我们深度融合，聚焦目标，聚焦当下，聚焦正向价值，携手打造有温度、积极向上的医护团队，不断促进学科发展，提升智慧专业水准，使患者在和谐的医护团队氛围中受益无穷！

泌尿外科护士长　唐彩虹

单丝不成线，独木不成林

　　非权力影响力，是指领导职权以外由领导者的品德修养、知识水平、作风以及工作实绩和表率作用等素质和行为所形成的一种自然性影响力，以个人品德、才能、知识等因素为基础。它既没有正式的规定，没有组织授予的形式，又没有命令与服从的约束力，但其影响力、感召力和吸引力却广泛且持久。

　　急诊抢救室位于危急重症患者抢救的最前沿，每天都在上演生死时速，不论白天还是夜晚，救护车的声音此起彼伏，奋战在急诊室的医护人员内心都明白，这是对生命的渴望。急诊是护士长综合管理水平的最佳实践之地，也是考量护士长业务水平、心理素质、查看问题敏锐度、沟通有效性、团队合作高效能的护理管理阵地。

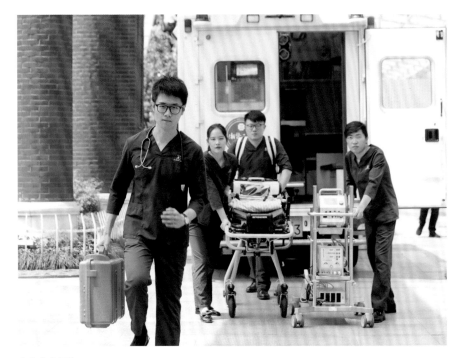

急诊护理团队

护士长是护理部与护士之间连接最紧密的桥梁；如何发挥团队最大效能，在制度、规章之外，增强自身的非权力影响力；是最佳路径。

品 德

"百行以德为首，品德乃人之根本。"身为护士长，在工作生活中要严于律己，率先垂范，通过示范作用来影响并改变一个团队的风貌，打造团队凝聚力。古人云："上有所好，下必甚焉。"管理者的一言一行都会在群体中产生正面或负面的影响，因此管理者务必保持清醒头脑，做到"有所为，有所不为"；此外，管理者还应树立正确的得失观，注重细节又不拘泥于细节，有"容人之短，容人之过"的胸怀，对科室成员不过分追求完美。

能　力

能力是一个管理者综合素质的体现，主要表现为科学决策能力、协调组织能力、语言表述能力、解决问题能力。能力卓越的管理者会让人发自内心地敬佩他们。

知人善任的用人能力

识人、用人是管理者的基本功，各司其职，方能人尽其才。在诸多的工作角色中，科室成员积极自荐与他荐，每个人都能找到适合自己的坐标，真正形成创先争优的浓厚氛围。当公共卫生事件突发时，团队的联合作战能力关乎患者的结局。为高效、精准地做好应急保障工作，我院急诊抢救室全体医护人员全年365天24小时保持警备状态，包括急救设施设备、护理应急梯队、5G救护车等，时刻准备着，一旦有任务，一个电话通知到，就能在最短时间内集结出发。争分夺秒的理念已经深深地印刻在每一位医护人员的脑海里。

为深入推进急诊专科护理人才队伍建设，培养业务精干、外语流利、身体素质佳的中坚力量，科室提供各种学习与自我展示的平台，有计划、分批次地将团队成员送出去参加培训学习，并要求参加培训者学习归来在科室层面进行学成汇报，实现"一人学习，全员分享，共同提高"的团队氛围；从不同的亚专业带动科室人员参与创新，使得急诊护理朝着科学化、专科化的方向发展；同时，以高质量发展进一步驱动创新，真正做到"送出去，引进来"。

目前，我院急诊抢救室在完成日常临床工作的同时，已构建若干支"精锐小分队"，比如公共卫生事件突发应急保障、急危重症患者转运、ECMO(extra corporeal membrane oxygenation，体外膜肺氧合)、空中救护等。作为国家区域医疗中心建设单位，我院以高度的政治责任感，以最强的急救团队，以最迅捷的战斗能力，努力为急诊患者提供最为暖心的专业服务。

有效的协调沟通能力

作为中华护理学会急诊专业委员会的主委单位，以及全国急诊专科护士培训及临床教育基地，我院每年承接中华护理学会急诊急救专科护士培训、浙江省急诊急救专科护士培训、全国进修护士培训、医院内年轻护士长及责任组长轮训、新护士轮转与实习生带教等任务，是急诊专科护士孵化基地。急诊抢救室人员结构与临床需求的多样化，自身性格、价值观念及教育背景的多元化，使得日常教学协调更需要有的放矢，通过多维度的教学满足进修护士的需求，同时分享浙大二院成熟的经验、前沿的技术、先进的管理理念，促进她们在未来的工作岗位上实现融会贯通、学以致用。

急诊抢救室是社会的一个缩影，患者身份复杂，有无家可归的流浪者、有意外事件的不知名者，等等。在生命面前，我们遵循的唯一准则是：救死扶伤。在病情复杂多变的急危重症患者面前，家属的情绪安抚也是护理团队的重要工作，要解答不同文化差异下家属的各种问题，需要耐心、专业，以及有效的协调沟通能力。

勇于开拓的创新能力

"惟进取也，故日新。"身为护士长，不仅自己要有开阔的眼界、创新的思维，而且要善于创造让每一位科室成员发挥个人才能的机会，激励科室成员积极进取、勇于开拓。为创造良好的科研创新氛围，充分调动科室护理人员开展科研工作的主动性、积极性，提升其自身的学术水平，促进护理学科创新发展，科室组建了科研创新团队。回顾 2021 年，我们略有欣喜，科室成功申请厅级课题 5 项，撰写论文 16 篇，申请专利 8 项，参与编写教材 3 部。

知　识

知识是管理者打造非权力影响力的核心要素。一位称职而优秀的护士长，需要不断内化自己的知识体系，努力创造较深的专业造诣，成为博学多识的"杂家"；同时，身为科室管理者，护士长还必须随医疗模式改变而不断更新、储备知识，与未来同步。

情　感

"感人心者，莫过于情。"情感是让工作得以顺利开展的润滑剂，是形成管理者非权力影响力的重要因素。一个成功的管理者，不仅要立之以德，展之以才，而且要动之以情。护士长与科室成员之间应多一点"人之常情"与"角色互换"，以提高团队幸福感。通过共情和激励，对成员进行积极引导，提升其工作动力，使其迸发出更大的工作热情，从而达到"投我以木桃，报之以琼瑶"的效果。

护士长作为患者照护最直接的管理者，在正确运用权力影响力的同时，也要时刻关注非权力影响力的打造，使两者完美融合。如此，实现卓越管理的目标也就不再遥远了。

急诊抢救室护士长　王钰炜

让了不起的兼职护士坚定从容

——静脉药物调配中心兼职护士岗位管理

静脉药物调配中心 (Pharmacy Intravenous Admixture Services，PIVAS) 是指在符合国际标准、依据药物特性设计的操作环境下，经过药师审核的处方由受过专门培训的药技人员严格按照标准操作程序进行全静脉营养、细胞毒性药物和抗生素等静脉药物的配制，为临床提供优质的产品和药学服务的部门。1999 年上海市静安区成立了第一家PIVAS，发展至今，全国有 2000 多家 PIVAS，其在保障静脉输液调配质量以及促进安全合理用药方面发挥着重要的作用。

我院于 2009 年成立 PIVAS。该部门立足于实际工作，在发展中不断完善各项流程，尤其是建立起一套风险管理的闭环机制，及时洞察各个环节中可能存在的安全隐患，杜绝不良事件的发生。目前与全国大部分医院一样，我院

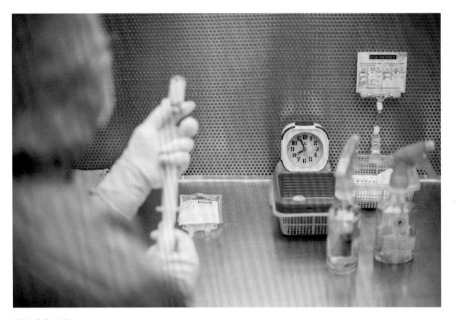

静脉药物配制

也采用药护合作型模式，护士参与药物冲配环节的工作。根据部门工作性质，为合理利用人力资源，冲配护士工作团队由固定护士和临床支援护士组成，而临床支援护士则采用兼职（part-time）方式支援。

　　Part-time，中文释义是"兼职的，部分时间的"，是一种创新人力资源管理模式。一些大型企业或跨国公司运用该模式已较为成熟，我国很多医院借鉴该模式，以提升人力资源利用的灵活性。我们在 PIVAS 岗位采用 part-time 工作模式，以使护士利用业余时间，发挥专业特长，应用自身的技能，兼任另一部分相关工作，在创造职业价值的同时，还可适当增加经济收入。我们称这些护士为兼职护士。自 2012 年起，我院由病房派遣护士参与 PIVAS 药物冲配；2018 年后，该岗位发展为业余兼职岗，符合岗位准入标准的院内护士利用业余时间自主选择合适时间段来参与药物冲配。兼职岗位使员工的自我价值得到了发挥。同时，这种模式的施行，对管理也是一种挑战。因为人员流动，兼职护士能级层次也有差别，且临时参与岗位工作，对环境布局、工作流程及药物配伍等的掌握需要一个过程，所以质量控制是难点，其中必定存在一定的安全隐患。如何确保成品输液质量，确保患者用药安全，同时让兼职岗位充满活力且保持持续性，兼职护士能淡定从容地完成工作任务，达到质量标准，这是我一直寻求的答案。

问题总是在思考中得到解答。为了让冲配兼职护士能尽快熟悉岗位，我们推出"一培训、二路径、三区间、四规程、五辨识、六建群"的兼职护士工作机制。

一培训：事先制作十余个常用药物配制方法和操作要点视频，兼职护士提前观看并熟悉。

二路径：给 PIVAS 岗位量身定制一套路径化的工作流程，类似于工厂的流水线作业，第一步做什么，第二步做什么，描写得清清楚楚，护士对照操作就能快速掌握要领。

三区间：根据药物特性划分不同工作区间，定人、定岗、定责；根据医院楼宇分布、科室特点有计划地安排药物冲配顺序，确保成品药物的及时性、准确性和有效性。

四规程：明确不同类别药物操作规程、高警讯药物冲配的流程和要求，细化到某种药物的冲配环节，形成闭环操作。

五辨识：对于溶媒、体积、时间有特殊配制要求的药物，增加辨识度，在输液标签上特别标注方框、三角形、圆圈，以及附加文字说明等，降低错误发生率。

六建群：建立兼职护士钉钉群，增进其间的有效沟通。

我们在强调工作质量的同时，还要兼顾兼职护士的心理需求，因为留住心，才能留住人，让他们在PIVAS有团队融入感，减少焦虑，尽快适应新环境，增强自主权。由此，我们成立了兼职护士钉钉群。由于兼职护士工作时间特殊，所以细致的人文关怀是管理者必须用心做的重要工作。日常为大家准备糖果，雨天给大家准备姜茶、早点，护士节、春节准备伴手礼，每年给参与兼职岗位次数居于前三位的护理人员颁发奖品。针对因故不能准时参加兼职工作的护士，允许其提前提出申请，由其他人员替补承担，以减少后顾之忧。让每一位兼职护士的每一次兼职都能做得踏实、从容。

兼职岗位管理是创新，更是挑战。保障兼职工作高质量完成，是硬指标；保证兼职护士坚定不移，是护理管理者的魅力所在。激发兼职护士的主动性和创造性，做到两者相辅相成，是管理者努力的方向。

PIVAS/日间化疗中心护士长　宋　萍

换位思考

——做有温度的护理管理者

随着疾病谱逐渐改变、人口老龄化程度持续加深，以及患者对医疗服务的需求日渐多元化，人们对医院服务提出了更高的期望，对护理人员无疑也提出了更高的要求。那么，如何释放护士压力？护理团队如何最大限度地满足患者的需求？这是摆在护理管理者面前的一个时代命题。

从担任护士长角色的经历中，我逐渐悟出可以解决该命题的一个方案，那就是换位思考。

换位思考，指对各种事件或现象从对方的角度去思考和理解，设身处地为他人着想。有些问题的解决，不是一蹴而就就能显效的，需要时间与各方面的协同努力而实现；但人性是相通的，人与人之间交往都希望得到彼此的理解与尊重，在面对具体问题时如果能学会换位思考，那受限于其中的人多半会顺畅许多。评估护理管理得力与否，除

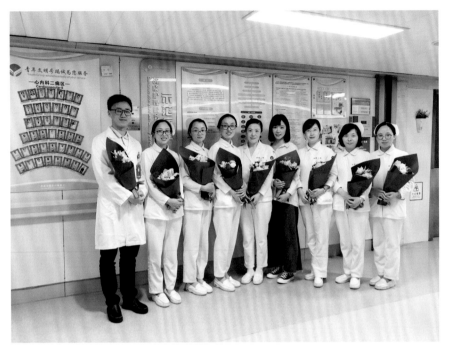

心内科护理团队护士节留影

了有对质量的考量，换位思考也同样重要，且必不可少。

换位思考，营造和谐的护患关系

护理的日常工作是繁忙的。很多时候我们因为工作忙而忽略了患者因病痛而产生的心理变化，这就容易在某些时候因为沟通不及时或语气不当而引发护患冲突。究其原因，或许双方做法都没有特别的过错，只是我们都站在自身的角度，从自身角色出发去思考问题，采取自认为妥当的处理方式解决问题。从业的 20 多年间，我也时常会遇到一些患者及家属对治疗、对护理工作提出不太恰当甚至不合理的诉请；如果换位思考，从患者的角度去看待这些问题，就会容易理解而释然了。

作为护士长，我偶尔也会犯经验主义错误，站在自己的立场上去埋怨患者"不听话"，不配合、不遵守医院制度，却忽视了其中更深层次的原因。在这种时候，我一般都会静下来，让自己去倾听、去观察，找到护患双方冲突的根本原因，然后再寻找妥当的处理方法，让患者满意，让护士理解。相互体谅，感恩对方的付出，往往能让沟通双方获得意想不到的结果。

我是一名冠心病监护病房（CCU）的护士长，在职业生涯中目睹了许多患者病情突变，也遇见了世间百态，感受了人间冷暖。新冠肺炎疫情期间，根据疫情防控需要，对患者陪护有一定要求，患者家属探视也受限，由此部分患者和家属心生不满。我记得有这样一位患者，因终末期心力衰竭入院，在 CCU 住了 2 个多月，病情未见明显好转。家属知道患者时日不多，提出想每天探望，我们与其做了充分沟通，但未能完全满足其需求。于是，充满火药味的一幕出现了。某天晚上，患者家属在工作人员进病区的时候硬闯病房，甚至用不敬的语言指责护士。考虑到患者的特殊情况，我找患者女儿沟通多次，在疫情防控允许的范围内，尽可能多地予以他们关心、安慰和帮助。同时，也请患者女儿和我们一起做其他家属的思想工作，双方相互理解与支持，一起陪伴患者度过最后这一段时光。这个过程一直延续到患者离世。第二天一早，我被惊讶到了，本以为家属会来与我们争执，然而带来的却是满满的感动。拿着患者女儿给我们写的感谢信，手里感觉沉甸甸的；看到信里请求我们体谅他们的鲁莽时，瞬间觉得所有的付出都值得了。这也更让我坚信：换位思考是一剂管理的良方，护患之间并非对立面，而是战友，我们共同面对的是病魔和新型冠状病毒。

换位思考，营造和谐的护患关系

良好的护患关系是促进患者康复的重要因素之一。当然，护士长与护士之间良好的团队合作关系同样是患者康复过程中不可或缺的因素，其中护士长所扮演的角色更是举足轻重。说起来简单，但在工作中要真正做到这一点，其实并非那么容易。

记得刚担任护士长那年发生了一件事，这件事至今让我记忆犹新。我们医院是无烟医院，院内任何地方都禁止吸烟，大多数患者很配合，也有个别烟瘾大的患者熬不住，会躲在角落里偷偷吸烟。特别是有个老烟枪，住院期间经常躲在厕所里抽烟，导致厕所里一股浓浓的烟味久久不能散去，以至于其他患者无法上厕所。这天隔壁床的患者又投诉厕所烟味大。工作 2 年的护士小陈在和吸烟患者沟通时，没忍住就和这位患者吵了起来。我听到争吵声立即赶到病房，只见其他病房的患者和家属围了一圈，小陈和这位患者争得面红耳赤。见此情景，我赶紧把围观的人员劝散了，然后把小陈拉了出来，让她暂时去照顾其他患者。同时，对患者再次强调吸烟的害处和禁烟的规定，不能违反了规定还影响他人。患者也自知理亏，羞红了脸答应了。原以为，这件事就这样过去了，结果小陈一下午都不说话。下班后，她跑到办公室和我理论，明明是患者不遵守医院的规章制度，我却不帮她说话，她认为我处理事情不公平。我仔细想想，觉得自己的处理方式确实过于简单，没有站在小陈的立场予以共情与理解。于是告诉她这次处理中我确实考虑不周，下次会注意，也让她回去思考下是否有更好的处理方法。第二天一早，小陈和我说，昨天她太冲动了，有好几个环节其实她都可以处理得更好一些，特别是不应该和患者在病房大声争吵，以后她会注意的。我笑笑，说："我们一起努力！"

　　护士长是一个护理单元的核心，护士长的管理方式与方法直接影响到护士工作的态度及团队的凝聚力。一个合格的护士长必须具有良好的沟通技巧。"己所不欲，勿施于人。"人与人之间的相处，永远是相互的。懂得换位思考，站在别人的角度去看待事件本身，我们就能发现事件的另一面。我们的工作就是细心、再细心，尽力、再尽力，把优质护理做到极致。只要护士长从大局考虑，从患者利益、下属利益出发，学会换位思考，加强与患者、医生、护士的沟通交流，就一定能带出一支优秀的团队，为患者提供优质的护理服务。

CCU/心内二病区护士长　陈海莲

在问题中做学问，一定大有学问

众所周知，大千世界，问题无处不在。"问题"一词的近义词有缺陷、困难、疑难、障碍等，而面对问题，不同的人持不同的态度。有些人视而不见，避而远之，或讨厌问题，视问题为不共戴天、令人切齿的"大敌"。然而，有些人却乐于寻找问题、发现问题、接近问题，甚至喜欢问题，视问题为朝夕相处的"朋友"。后者就是浙大二院护理管理者日常工作的真实写照。试问为何以问题为友，她们却不约而同地给出了相同的理由，那就是——

问题使我们变得更加敏锐

问题往往不是显而易见的，常隐藏在事件的深处，隐藏在我们的熟视无睹中，隐藏在我们的日常"小事情"中，

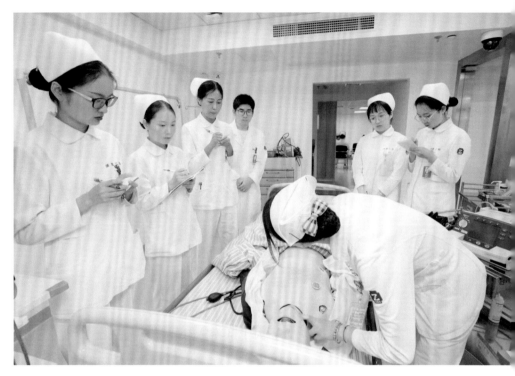

床边心肺复苏操作带教

隐藏在我们的一声声"不要紧"和"没关系"中，隐藏在我们虽无数次提醒但还是发生了的事件中。床头柜上的一小包药、病床下的一次性鞋、病房里的一个响铃、心电图上的一个波段等细节，是多么地微不足道，而在这"微不足道"中却深藏着差错的根源、事故的源头，是大海深处冰山下的一角。这些别人眼里的一桩桩"小事情"，在我们护士长的眼里，绝对是不能放过的"大事情"。我们感觉灵敏，目光尖锐，这种"灵敏"和"尖锐"在解决无数问题的实践中历练而成。日积月累，长此以往，我们就成了发现问题的能手，是护士眼中的"侦探"，更是患者心目中的"守护神"。因此，可以说问题使我们变得更加睿智，更加与众不同！

问题使我们变得善于思考

思考指针对某一个或多个对象进行分析、综合、推理、判断等思维活动。思考的真正动力，来自对生活的认真态度，对社会的责任，对未知的探求。"思"的上面是一块田，田者，纵横交错，正如我们的思想，"田"可看作口中有个十字架，下面是颗心，所以"思"可解释为：用心对问题进行拆解分析和重新组合。"考"可形容为藏起尾巴的老字，说明尽管你资格很老，但是你没有必要翘尾巴，做人要谦虚、谨慎。因此，思考即为预测与反思。床头柜上放一小包药，是因为我们可以预测到患者可能会漏服；病床下放一双一次性鞋，是因为我们可以预见患者可能会跌倒；病房里安置响铃，观察心电图上的一个波段，是因为可以由此预判到患者潜在的病情变化。问题促使我们像福尔摩斯一样去探究，由此变得更善于思考更谦虚，更谨慎。

问题使我们变得更有方法

方法一般指为获得某种东西或达到某种目的而采取的手段、步骤与行为方式，是人们成功办事或管理者实现管理目标不可缺少的中介要素。而对于这些"中介要素"的学习、掌握，甚至应用自如，都归因于我们要去解决临床上层出不穷的问题。我们学会了质量改进的各种手法，PDCA[①]"熟门熟路"，QCC（quality control circle，品管圈）行家里手，RCA（root cause analysis，根本原因分析方法）游刃有余，六西格玛能说

[①]　PDCA，即为plan（计划）、do（实施）、check（检查）、action（行动）的首字母组合。

会道。护士长从解决问题的实践中学到了规避问题的技巧，在积累了解决问题的方法，摸索到了解决问题的方案，有了解决问题的方法和手段，才能把问题消灭在萌芽状态中。

问题使我们变得更有成就

成就意指成绩和业绩，是战胜艰难险阻的奋斗结晶，这里的"艰难险阻"就是我们每天碰到的问题，因为我们学会了与问题友好相处，学会了解决问题的方法，所以我们有硕果累累的奋斗结晶。每年在全院、全省乃至全国的质量奖颁大会上都会出现我们的身影，每年的改进项目不计其数，小至大小便收纳盒的制作，大至低噪声氧气吸入器的发明。这些足以说明是问题给了我们机会，给了我们信息，给了我们思考的方向，给了我们奋斗的动力，而动力促就了我们改革的成果。

鲍波尔说得好："正是问题激发我们去学习、去实践、去观察。"解决问题，使我们的思维变得敏锐，使我们变得更有思考力，使我们变得更有方法，使我们变得更有成就。

在问题中做学问，一定大有学问。

心内科护士长　俞申妹

正视问题，在变革中解决问题

创造始于问题，有了问题才会思考，有了思考，才有解决问题的方法，才有找到独立思路的可能。

——陶行知

陶行知说过："创造始于问题。"爱因斯坦说过："发展独立思考和独立判断的一般能力，应当始终放在首位，而不应当把获得专业知识放在首位。"哲学家帕斯卡尔则说："人是一根能思想的苇草。"

思想家们早就指出，发现问题、分析问题、解决问题是一个人重要的能力。在专业分工日益精细的当下，这对于护士长来说是一个尤为关键的职业素养。一个人是否善于解决问题，与其灵活性、首创性和自信心等个性品质相关联。此外，个体的智力水平、认知风格和世界观等也影

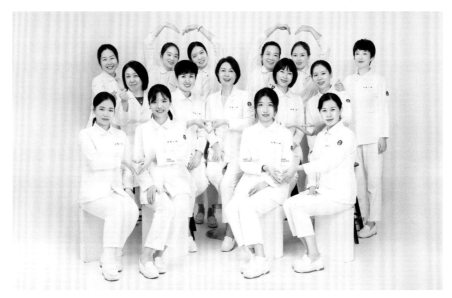

眼科病房护理团队

响着问题解决的方向和结果。

　　浙大二院眼科创建于 1869 年，是国内最早建立的西医眼科之一，至今已有 153 年的仁道实践。作为中华医学会眼科学分会的主委单位，眼科中心亚专科设置齐全、专业组发展均衡，疑难重症眼病救治能力始终居于国家第一梯队。近几年，随着服务容量的进一步提升，日间手术得到快速发展，医疗模式短、频、快，高龄、儿童患者居多，这既是眼科特色，又无疑给管理带来挑战。如何在快节奏、高风险患者聚集的就诊环境中，让患者、家属、合作团队安心？如何高效解决各类问题？这是眼科护士长面对的新命题。

将问题视作"朋友"

海森堡曾经说过:"提出正确的问题,往往等于解决了问题的大半。"人只有不断发现问题,才有可能解决问题。护士长是护理团队的核心人物,在具备较高专业素养的同时还需要较强的综合协调能力,把握全局,带领团队群策群力解决各类问题。能力的高低取决于我们是否决心成长;对于个体、对于团队来说,亦是如此。

"没有改变的你永远是昨天的你,改变了的你才有可能是未来的你。"这是我们团队的核心理念。

给患者创造温馨、舒心的就医体验是医疗机构的共同目标,国家也将其纳入医院综合评价的关键绩效指标。细致分析,指标就是来推动医院服务水平的,是对服务过程的体检。护理团队是直面患者的第一主体,较之以往,患者对护理品质的追求也日益提升,品质卓越化的进程关乎患方需求、医护合作及护理团队内部发展等诸多要素,问题呈现自然会越来越多元化,且具有隐匿性。这就需要护士长具备敏锐的觉察力,善于从微小处发现问题,遇到问题不逃避、不退缩;正视工作中的冲突,学会站在不同角度思索,在思辨中与团队一起寻找解决冲突的最佳方法;以将问题视作朋友的心态去迎接,并提出创造性的解决思路,这才是通向变革和趋向更优的途径。

让数字驱动变革,找到解决问题的金钥匙

没有足够的感同身受,人们很难改变自我。常人喜欢待在的舒适区,沉溺其中,不愿改变、不愿前进。改变自己更有效的方法,不是"脱离"舒适区,而是"扩大"舒适区。正如聪慧的护士长会抓住每一次问题事件,

通过数据呈现来启动民主思辨，在思辨中厘清并找寻科学的解决办法。

我们曾经为眼科日间非计划手术台次频繁调整而焦躁不安，认为这样既影响工作效率，又给患者带来诸多不便。针对困扰团队的这一问题，我们多次进行头脑风暴，从数据开始进行鱼骨图分析，包括护士的、医生的、患者的、家属的、设备的、后勤的，以数据思维导图的方式帮助团队深挖问题的根源，进而找到解决问题的金钥匙，即团队合作、职责清晰、流程重塑、定期反馈等，使得眼科日间手术非计划台次调整频繁的问题迎刃而解，实现了效率与患者就医体验的双赢。我们蓄势而发，把金钥匙用到极致，集团队智慧，设计、开发出日间手术患者闭环管理的智慧管理系统，给眼科日间管理效能再添羽翼。

以循证为工具，科学解决问题

管理始于监测，如何在繁忙的日常工作中抓重点、抓要点、抓主干，是管理必须面对的一课，其中护理质量敏感指标是一种循证解决问题的路径，指标体系的建立是为了客观、真实地评价护理质量，为临床护理人员做好质量管理提供依据和指导，保障患者安全。但医院护理敏感指标是普适性的，无法覆盖各个专科。基于此，我们在护理部一级敏感指标监控的基础上建立了多维度的眼科专科护理敏感指标，将"影子陪护"符合率、散/缩瞳符合率、特殊体位摆放符合率等直接关系到眼科手术患者质量安全、效率、术后康复等的指标纳入常态化监测，使其从循证到持续改进，成为切实解决并改善专科临床问题的重要抓手。

如何有效控制或避免老年高风险跌倒所致的二次伤害问题，是我们团队不懈努力的方向。我们尝试在医院防跌管理规范的基础上，通过建立"眼科影子陪护患者有效落实率"指标进行管理，定义了准入标准、陪护要求、管理细目等，将摩尔斯跌倒评估量表（Morse Fall Scale，MFS）＞60分、使用助行器、一级盲、管状视野等患者纳入闭环管理流程，让影子陪护管理植入每一位护士心里，最终习惯成自然，有效规避该部分患者跌倒事件的发生。

护士长是推动护理学科进步的关键，是患者心中的依靠，是保障和落实临床质量安全的硬核力量。在问题聚焦的过程中，护士长如何去发现临床工作中的真实问题、正视这些问题，重塑变革思维，去恰当、科学地解决这些问题，并在解决问题的过程中凝练科学方法、促进护理学科的发展，必将是我们未来将要面临的管理实践的重要方向。

眼科中心病区护士长　董佩芳

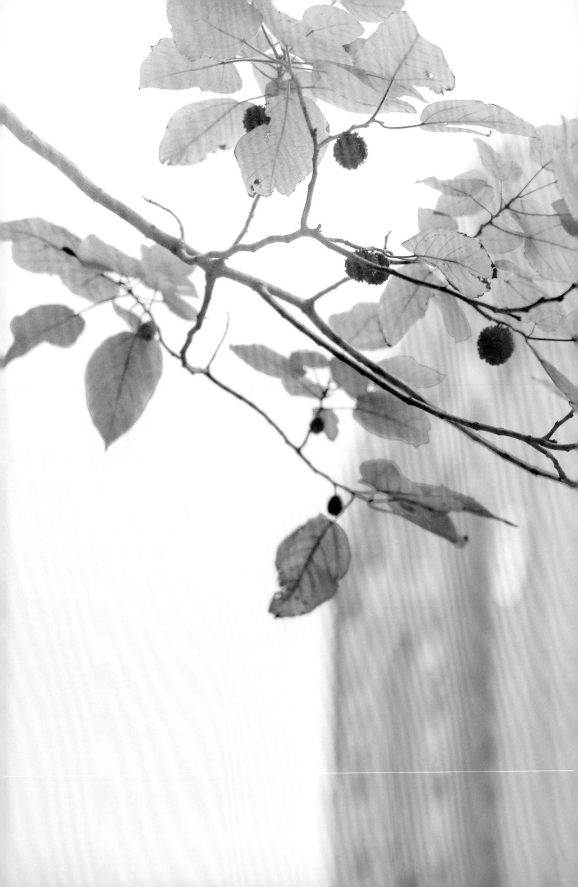

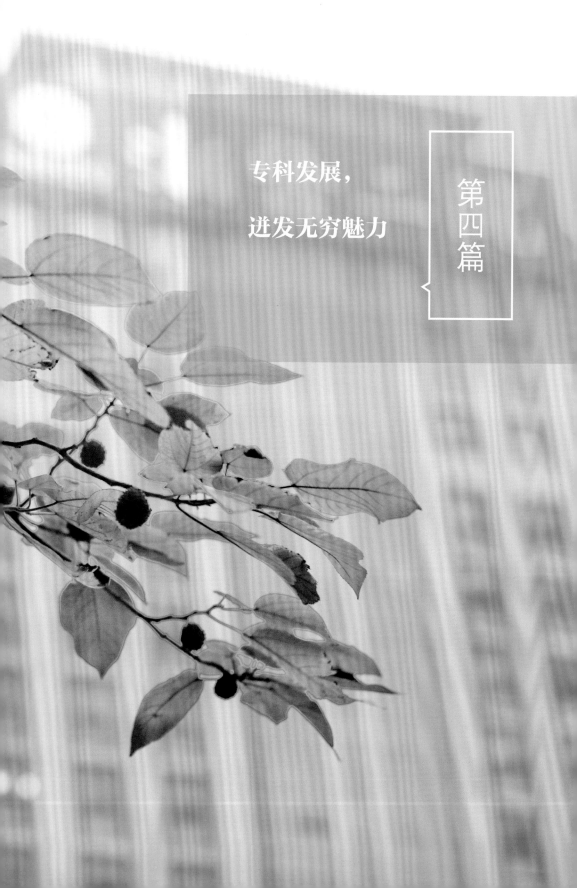

专科发展，

迸发无穷魅力

第四篇

不是医生，胜似医生

人的思想是了不起的，只要专注于某一项事业，就一定会做出让自己感到吃惊的成绩。

——马克·吐温

专科护士，是指在某一特殊或专门的护理领域具有较高水平和专长的专家型临床护士。专科护士这一概念最早在美国提出并实施，美国护理协会对专科护士的陈述是"获得了高级教育，在某一医学专科领域具有专家专业能力的注册护士"，即高级实践护士（advanced practice nurse，APN）。

我院专科护士的发展要追溯到 2000 年，第一个糖尿病专科护士出现。彼时国内的护理职业发展主要只有行政管理一个"纵向渠道"，而糖尿病专科护士的出现，给"护士的横向职业发展"找到了一个新的突破口。自此,"专科护士"一词,在我院护理团队中流传开来。专科护士的发展壮大,是浙二护理人在摸索中实现的。这一路走来,并非尽是坦途。

2002年,我在病房里为一位需化疗的白血病患者留置外周中心静脉导管(peripherally inserted central catheter, PICC),这是我第一次进行PICC穿刺,但过程十分顺利,一举成功,令人欣喜。没有任何辅助,就能够将三四十厘米的导管从患者的手臂缓缓穿进,直至上腔静脉,从此我们再也不用到处扎针眼了。可是,担忧亦随之而来:盲穿PICC导管风险太大,该如何规避?若出现输液并发症,该如何处理?若PICC导管异位,又该怎么操作?遇到问题,只靠自己查阅文献,就能顺利解决吗?是不是该培养静脉治疗专科护士,成立专业的静脉输液团队?

2009年9月,我应邀参加美国血管通路协会(Association for Vascular Access, AVA)举办的血管通路大会。在偌大的会场,人头攒动,有来自世界各地的血管通路专家,其中不乏许多静脉输液专科护士。在不断学习、吸收新知识的同时,我也在琢磨:国外的专科护士模式如此成熟,除了因为他们起步早,还有一个原因就是他们有成熟的团队管理机制。因此,我院的专科护士要发展、要壮大,也必须走团队管理的道路。

终于在2010年3月,我院成立了由专职专科护士组成的"专科护士"行政单元,隶属护理部,面向全院临床科室开展工作。我被任命为专科护士长,也是浙江省第一个集多个专科为一体的专科护士长。

在浙江省护理学会的统一部署下,截至2021年年底,我院已发展专职专科护士近20名,同时,相继培养静脉治疗、伤口造口、疼痛管理、呼吸治疗、透析、急诊急救、成人ICU、手术、肿瘤、精神心理、骨科、心血管、老年、康复、安宁疗护、神经内外科、快速康复、中西医结合

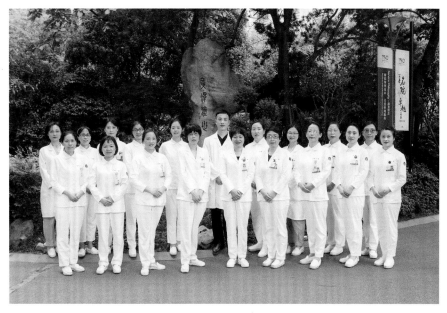

专科护理团队

等 20 多个专科护理领域的近 200 名专科护士。他们在各自的专科岗位上开展工作，帮助解决临床专科护理疑难问题或医护交叉问题，已形成具有浙二特色的成熟的专科护士团队。

护士，也开门诊啦

2008 年 6 月，我院开设 PICC 专科门诊，从此开启了浙大二院护理门诊的先河！随着造口、糖尿病、透析等专科护理的不断发展，又相继开设造口门诊、糖尿病护理门诊、腹透医护联合门诊等，全部由具备相应资质的专科护士就诊，满足各类患者的需求。每年专科护理门诊量达15000 多人次。

会诊，也可以找护士

护理是一门独立的学科，护理对象又具有多样性，因此在临床上难免会遇到各种护理疑难问题。我院的外科医生遇到疑难伤口，往往最先想到的就是伤口 / 造口 / 失禁专科护士，然后一张会诊单发过去，心便宽了一半。早期，常有患者十分不解并颇有微词，"我毛病这么重，这么大的医院居然找个护士来给换药！"但是待伤口恢复良好之后，患者便会为自己的不信任深感歉意。常有患者及家属送来锦旗以示感谢。在长期的辛苦付出和不懈努力下，我们的伤口 / 造口 / 失禁专科护士树立了良好形象，并形成了较好的口碑。还记得有一次，附近一家医院在一例PICC 置管过程中发生送管困难，医生和护士均无法解决，于是紧急呼叫我院静脉治疗专科护士前往会诊。我院专科护士立即赶往现场，认真分析情况后，根据经验，调整患者体位重新送管，只用了 3 分钟即送管成功，围观的患者、家属、医护人员无不为其精湛的技术赞叹！目前，我院每年通过专科会诊为约 25000 名患者提供最佳护理方案。

更新知识与技能，提升专业服务能力

无论是美国的 APN 还是中国的专科护士，他们都必须具备高于普通注册护士的专业技能和知识水平。因此，专科护士需要通过文献学习、参加学习班、到国内外进修、接受学历教育、参加疑难病例讨论等各种途径或方式不断自我更新专科知识，提升专业技能。护理部通过理论授课、案例分享、工作坊、MDT（多学科诊疗）讨论、趣味活动等形式多样的团队沙龙活动，提升整个专科团队的业务能力；组织静脉治疗、伤口、糖尿病等专科领域的病区专科护士进行中长期院内专科轮训，以点带面地提升全院临床护士的专业服务能力，为优质护理服务打下坚实的基础。

不断创新服务模式

自 2010 年开始，我院专科护理门诊在国内率先开展分时段预约服务，缩短患者等候的时间，提高门诊患者的满意度。静脉治疗专科实行节假日值班制，无缝隙提供服务，随时帮助解决静脉通路疑难问题，为危重患者的救治保驾护航。所有专科提供床边服务和主动巡视，避免搬动患者可能带来的风险，伤口造口、母婴护理、腹透专科常常利用业余时间开展居家护理服务，刷新省内最高服务量，处处践行"患者与服务对象至上"的核心价值观。

信息化建设，护航专科护理高质量发展

进入 21 世纪，即进入了全面信息化时代，专科护理信息化管理更应走在时代前端。我院自 2008 年开始，先后构建并不断完善专科护理信息管理系统，包括静脉治疗并发症管理、压疮评估与防范管理、失禁管理、糖尿病个案管理、造口个案管理、疼痛管理等，各专科核心组与护理部均能随时检索数据库，提取质量相关数据，予以科学分析，找出薄弱环节与薄弱科室，并在此基础上进行点对点的专项培训与督导，抓住重点问题和共性问题，持续推进质量改进，不断提高专科护理质量。

不断创新，助力学科发展

专职专科护士团队自2010年创建以来，以专职专科护士为核心力量，不断创新理念、革新技术，相继创建专科护理研究项目50多项，发表相关文章200多篇，申请实用新型专利十几项，获得浙江省科技进步二等奖、浙江省医药卫生科技进步二等奖、中华护理学会科技进步二等奖各1项；其中，静疗专科成为国家静脉治疗护理技术标准制定成员。专科护士团队化运作加快了各个专业的规范化、标准化进程，推动了护理学科的发展。

对外辐射，区域引领

浙大二院护理部通过开办国际伤口治疗师学校、血管通道学院、20多个国家级或省级专科继教培训班、20多个中华护理学会京外临床教学基地和浙江省专科护士培训基地等，积极培训国内外专科人才，成为区域最大的专科人才培养与培训摇篮，区域引领并极大地推动专科护理发展！

我院王建安书记是这样描述专科护士的："不是医生，胜似医生。"这是对专科护士极高的评价。只有强专科，才能强学科；只有强学科，才能强护理！所以，专科护士唯有不忘初心，砥砺前行，方可继续有所为，并大有作为！

内科片科护士长　赵锐祎

不积跬步，无以至千里

"管理是一种工作，它有自己的技巧、工具和方法；管理是一种器官，是赋予组织以生命的、能动的、动态的器官；管理是一门科学，一种系统化的并到处适用的知识；同时管理也是一种文化。"

——彼得·德鲁克（Peter F. Drucker）

手术室作为医院最大的公共平台，不仅是患者手术及抢救的场所，而且是医院的重要技术枢纽。随着医院三个院区手术室全面实现同质化、一体化高质量发展，日均手术量达四百余台次，CMI（case mix index，病例组综合指数）居于全省第一位，每日进出手术室的人员更是高达上千人。在这样复杂、忙碌、流动性大、病情多变的工作场景下，如何使平台充分发挥规范、安全、高效、畅通的功能，为

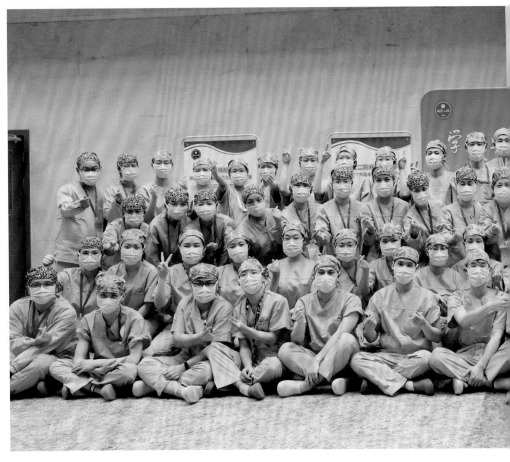

手术室护理团队

患者、手术医生及临床科室提供最佳服务，是对手术室管理者的极大考验。

　　手术室管理者为确保手术室工作的高效运转，不仅需要建立科室完善的组织架构，制定科学的规章制度及操作流程，而且要果敢担当，善于沟通，注重手术室质量管理、人才培养、手术周转，兼顾成本效益与科室的整体发展。

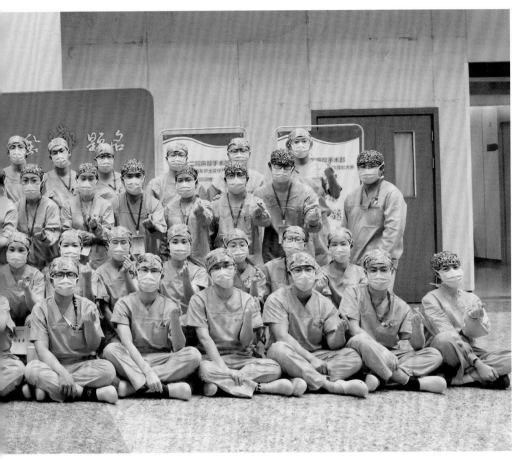

手术室护理团队

重质量

安全是手术室永恒的主题。对于新护士的岗前培训，我们从洗手、穿衣开始，进行器械清点、穿针引线、风险管理、模拟案例等全方面、多维度的安全教育；同时结合罗伊适应模型与遗忘曲线相结合的教学思路，助力大家提高日常工作的综合能力，并穿插青年护士技能大比拼，促其打下扎实的基本功。

培养护士重视日常工作中的细节，要求"系好无菌手术衣腰间系带才能开始整理无菌器械台""转运车或者仪器设备不准挡住消防通道、层流回风口""插摄像头时要把插头彻底按进去，拔插头时要握着柄的部分，不准拉线拔插头"等，甚至"如果你在餐厅吃饭不小心把饭粒洒了，要立即处理"。只有让护士们将"Back to Basic（重视细节）"变成一种生活习惯，他们在工作中才能更加严谨、慎独，才能具备批判性思维能力。

手术室的工作对专业技能的要求很高，护士台上、台下都要狠下功夫，我们一方面需要引导护士养成提炼总结的习惯；另一方面，要求专科组长熟知每位专科手术医生的习惯，并制作专科手术配合手册和手术视频；因为知己知彼，方能达成默契。

手术室护士在手术中肩负"守门员"的职责，熟练掌握各项规章制度，严格遵守各项操作流程，能敏锐地观察，便可明智地做出判断，及时排除安全隐患，有效阻止不良事件的发生。如此，护理将更加科学、高效、有担当，手术室护士也将体现更多的价值，得到更多的认可。

培人才

手术室的运作与发展，需要各方面的人才，需要业务能力全面和组织协调能力较强的责任组长。同样需要业务精湛的专科组长，我院为促进手术室护理人员高质量、专业化、多元化发展，推行"一专多能"的手术室护士培养理念，竞聘设立专科组长，与手术室护士长和责任组长形成正金字塔式的三级管理人才梯队；责任组长负责院区的日常工作管理和质量控制工作，带教老师落实教学培训考核工作；专科组长负责各专科业务工作；他们的合作，相得益彰，相辅相成，保障每一台手术安全进行。

关注团队每位护士的个性同等重要，护士长要经常鼓励护士承担科室公共事务，寻找最适合的岗位，比如，让"热心"护士担任工会组长、"严谨"护士承担感控工作、"细致"护士成为压力性损伤和静脉输液专科护士、"文采"护士负责通讯工作等，避其弱项，扬其强项，做到人尽其才，才尽其用，用当其时。

强科研

日常临床工作以解决临床问题为导向，与更多的学科进行融合。比如，对于手术患者的压力性损伤问题，如何评估手术患者危险因素？护士长带领团队共同攻克难关，研制《手术患者压疮危险因素评估量表》；由于手术患者术中容易出现低体温症状，所以我们开展"经胸腔镜肺癌根治手术患者术中体温变化曲线的多中心研究""基于人工神经网络技术的多中心围术期低体温风险预测模型的研究"等项目研究；为了解全国医院手术器械管理现状，我们针对"二级及以上医院手术器械管理现状及问题分析"等临床问题展开调研。

通过临床研究，我们提炼并总结学科经验，分享至更多的同行，提升护士的职业成就感。

重细节

手术是团队工程，不仅有手术医生、麻醉医生、护理团队、工人，还有临床科室、职能科室、外来合作伙伴等共同参与，需要高度关注团队的融合程度，因为一个团队就像化学分子一样，成员就像不同的离子一样，以一定的组合形式得以最大限度地融合，才能实现每个人的价值，最大化发挥每位成员的潜能。

除了业务上的默契配合，手术室团队还致力于创造良好的手术氛围，以帮助外科医生更好地做手术，将互助关爱的传统延伸到其他科室。每当年轻外科医生因为技能不熟练而沮丧时，护士长还需要以极大的耐心给予安慰与鼓励，让他们知道在职业成长与发展道路上也有手术室护士的一份支持与陪伴。

比如，有位胸外科主任，手术技术精湛，但因患有腰椎间盘突出，做手术的时候要求将手术床降到最低高度，否则会很累。器械班护士在安排手术时，事先考虑该手术间的手术床高度能否降到最低，如果不能，就干脆给他换张床，让床跟着人走。类似地，只要有手术医生提出合理的需求，手术室护士一定会想方设法满足，而医生们有什么想法也总是很乐意跟她们交流。

对于新引进专家，护士长主动在手术室门口迎接他们，为其安排衣柜鞋柜、介绍环境并陪同到手术间，用心付出，温暖又贴心。

"现代管理学之父"彼得·德鲁克说："管理是一种实践，其本质不在于'知'而在于'行'；其验证不在于逻辑，而在于成果；其唯一权威就是成就。"所有理论的认知，只有落到手术室日常工作的实处，才能最终有所得、有所悟。

麻醉手术部科护士长　钱维明

"互联网+护理服务"

——患者心中的希望灯塔

　　茫茫大海中，灯塔闪耀着光芒，给人以希望！"互联网＋护理服务"犹如汪洋大海中的灯塔，为老年患者、慢性病患者、行动不便等的患者带去希望与温暖。

　　"互联网＋护理服务"指医疗机构注册护士，依托统一的互联网平台，为患者或健康人群提供护理服务、护理指导、健康咨询等，包括"线上申请、线下服务"的居家护理及互联网护理专科门诊。"互联网＋护理服务"新型业态的持续、健康发展，精准对接和满足居家养老、失能与康复患者多样化、多层次的护理需求，充满机遇和挑战。作为专科护士长，我全程参与了我院"互联网＋护理服务"的工作，携手专职专科护理团队率先开展线上咨询和线下居家护理服务，深度践行医院"患者与服务对象至上"的核心价值观，将康复的希望在云端传递，将温暖的服务输

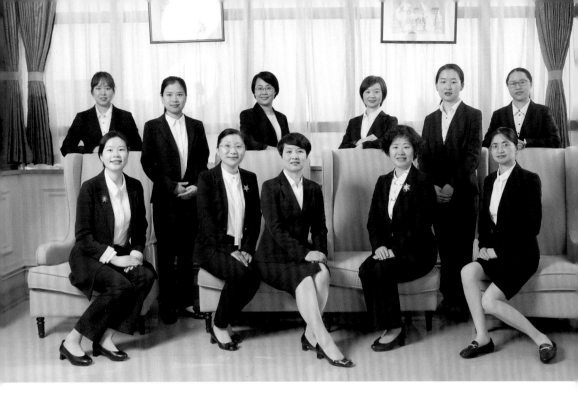

老年病学科护理团队

送到家。

患者需求是服务之初心

致力于伤口造口护理工作，我们乐此不疲。然而，面对年老体弱、行动不便、出院后无人照料、无法往返医院接受治疗的患者时，看到他们忧伤的表情与期盼的眼神，我们觉得任何的安慰和言语都显得苍白和无力。自国家推出"互联网＋护理服务"工作以来，在护理部的统筹下，我带领团队领会文件精神，读透细节，从建立架构、制定制度、规范标准到临床实践推动，迄今已经为 14000 多名患者提供了健康指导，为 200 多名患者提供了 500 多人次的上门护理。我们的每一次居家走访，都让患者看到了恢复健康的曙光，专科护士的价值也得到了最大化的体现。

如何让"互联网＋护理服务"工作成为日常工作的一部分，并一以贯之地向前推进？专科护士除了具备专业情怀之外，事先了解不同类型患者的所需也是必不可少的。作为护理行业的新兴事物，如何让患者接受，如何让护士接受，是护士长需要思考的问题。在试点阶段，我们从患者认知及需求开始，围绕患者对疾病知识及自身康复技能的掌握度，将康复知识教育贯穿于整个疗程，给予患者正确引导；在政策范围内开设患者需求量大的专科咨询和居家护理项目，如神经疾病康复护理、伤口造口护理等；简化"互联网＋护理服务"平台的操作流程，帮助年长患者掌握咨询和预约居家护理的操作方法；及时回应患者的健康咨询，或按时完成居家护理服务。无数个披星戴月的夜晚、风雨兼程的假期，专科护士们走家串户，让患者一处处伤口愈合，甚至完胜新肤；一个个造口娇艳宛若玫瑰，因而收获了患者的信任与赞美。团队成员的成就感由此得到了极大的提升。办公室随时备着的红色行李箱仿佛就是患者生命和健康的延续。

患者安全是服务之基石

"互联网＋护理服务"的护理环境与医疗机构内的护理环境大相径庭，其人身安全、护理技术水平与效果、服务规范性等，都是患者和家属顾虑的部分，也是医疗机构和管理部门关注的焦点。为让该项工作得到可持续发展，在护理部的支持下，我们从严格人员资质准入到培训考核的规范化、伤口敷料的精准选择、标准化护理流程的建立、风险防范及系统化质量评价与监督机制的建立等多维度着手，多部门联动，构建"互联网＋护理服务"安全网络。从 2019 年试行至今，护理服务满意度连续

3 年保持 100%，无不良事件与投诉发生。尤其让我感到自豪的是，一位卧床 13 年的奶奶，因全身多处压力性损伤继发感染，家人通过平台"浙二互联网医院"预约居家护理服务。团队伤口造口专科护士上门服务 20 多次，通过专业、细心的护理，最终让这位奶奶的压力性损伤得以完全愈合。家属看到、体会到专科护士专业、规范、暖心的护理后特别感动，并从对老人照顾能力不足致奶奶发生严重压力性损伤的内疚中走了出来。我想，这就是我们无悔选择专科护士这份职业的初心。

患者体验是服务之追求

因为"互联网＋护理服务"主要由一名护理人员独立完成，所以医疗机构很难落实实时质量评价。患者的就医体验与反馈在一定程度上能反映护理服务的质量和水平，让更多患者对"互联网＋护理服务"做出选择，并取得良好的服务体验，这是我们一直在思考的。我们设计了以患者就医体验为主导的"互联网＋护理服务"满意度质量评价体系，包括护士的仪容仪表、沟通技巧、护理方案参与、护理操作规范性等方面，让患者完全开放地做出评价。

"不忘初心，方得始终。"我们坚持用初心、安心、贴心、舒心不断拓宽"互联网＋护理服务"的"广度"和"深度"，用心、用情，用韧性给患者打造另一片天，使之成为患者心中希望的灯塔。

专科护士护士长　孙红玲

变革理念，做效率医疗的同行者

—— 一位护士长的日间模式管理体验

2011 年，受医院委派，我前往美国奥斯汀医疗中心进行为期两个月的进修学习。在那里，我认识到了中美两国医疗体制的差异。最让我感兴趣且体会深刻的是他们的日间手术中心，其高效、快捷的日间模式让医院的床位得到最大化的使用，而他们与患者之间的沟通方式，AIDET[①] 沟通模式，是一种被广泛应用的沟通模式，更是一种让人推崇、认同的医院服务理念。有了这种理念，他们才能全身心地为患者服务。

回国后我就选择这两项内容进行学习汇报，刚好契合了我们医院推行日间手术的方向，我也因此成为日间手术

---

① AIDET即为acknowledge（问候）、introduce（自我介绍）、duration（过程）、explanation（解释）、thank you（感谢）的首字母组合。

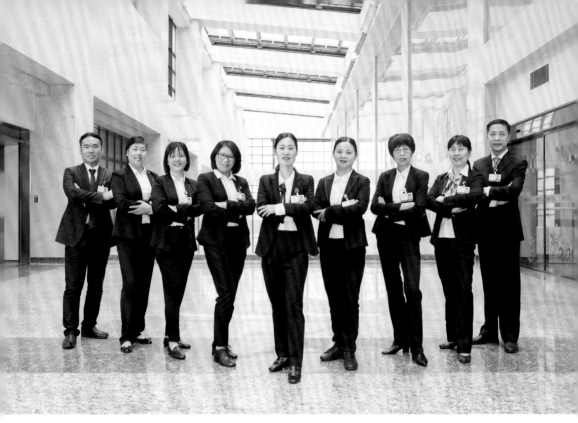

麻醉手术护理团队

团队的一员，于 2011 年开始筹建日间手术中心，从最初麻醉手术室的试运行，到住院部 2 号楼 5 楼正式开科，直到目前医院 3 个院区的高效运行。2021 年，我们日间手术量实现了 4 万人次的突破。

回望过去的这十年，从零起步到日渐壮大的日间医护团队、手术类型以及成熟规范的运作流程，我常常感慨万千，其间经历的挫折、坎坷都显得微不足道，更多的是收获，从理念到实践，管理从粗放到精细，尤其是撬动医院效率医疗的变革，一切都让人振奋。同时，也引来越来越多医疗同行的关注与认可。日间模式一路走来，我有一点浅显的思考与体会与大家分享。

日间建设之初

2011 年日间手术中心筹建之初，日间手术在国内医疗机构初具雏形，各家医院的实际情况相差甚远，没有现成的模式可以参考，所以我们肩上的担子很重，压力更大。但是，办法总比困难多，接过担子就没有退却的余地。首先从思想上变革，认定目标，坚定不移。我仔细整理了在美国奥斯汀学习的有关日间的资料，同时查阅文献，咨询奥斯汀医疗中心的 Lisa（丽莎）老师，初步完善了日间手术病房的工作流程，准入、评估和随访制度，可以说是摸着石头过河，边推进、边完善、边总结。自被任命为日间护士长起，伴随着日间手术的快速发展，我一刻不敢松懈，让学习与工作同步进行，参加各类学习班，接触日间的前沿发展，不断充实自己，因为我深知日间模式不仅仅是一种模式，更是服务理念的变革，是检验医疗效率改革的试金石，是改变文化的风向标，我要尽己所能去做点什么。

2011 年，浙大二院的日间手术起步。让我感受颇深的是 2016 年国家卫生计生委公办厅印发了《2016 年深入落实进一步改善医疗服务行动计划重点工作方案》（国卫办医函〔2016〕362 号），其中提出逐步推行日间手术的指导性文本，给我们的日间工作模式增添了动力。

日间模式刚开始是在浙大二院解放路院区启动，伙伴们对日间手术的认识还不足，且工作量也有限。这让我不禁想起新生代护理人：左手专业，右手传播。我们为甲状腺、疝气等日间手术开展精良的医生进行宣传，收到了良好的社会反响。记得普外科施小宇主任还收获了"疝气小王子"的称号，省内外患者皆慕名前来。日间手术量日渐攀升，最终超出了日间集中运行模式的上限。在与医务部商榷后，我们尝试推行"先集中，后分流"的模式，再次创新路径，进一步促进了日间工作量的提升，三院区两种模式并行不悖，高效运行。

日间大步发展

医疗安全是日间发展的根本。医务部率先提出的日间手术"三准入"（医师准入、患者准入、手术准入）、"三评估"（术前评估、离复苏室前评估、离院评估）、"三随访制度"（术前24小时、术后24小时、计划随访），这给促进日间的大步发展提供了非常坚固的制度保障。作为日间模式的护理推动者，我带领团队与医疗团队紧密融合，不断完善日间手术流程，创新实行"先集中，后分散"的灵活管理模式，最大限度地保证每日手术量，同时不断优化管理，稳步增加三、四类手术的比例，制定多维度的日间手术管理评价指标（如爽约率、手术当日取消率等），创造性地实现了日间手术的安全闭环，这为行政部门推行日间模式、促进医疗效率改革做出了很好的实践铺垫。

日间手术与传统手术最大的区别一是工作节奏短、频、快，如何保证患者安全给管理带来了极大挑战；二是让患者有良好的就医体验，这样才能让一项改革持续深入开展。日间医疗是一个多学科合作的团队，如何让团队中的成员，包括患者，得到实时动态的信息，也就是他们在哪里、做什么、怎么做，实现日间就医流程节点全透明化，这对我们开展护理工作和管理都是极大的考验。而解决以上问题的关键是借力信息化。自推动日间医疗第一天起，我们就与信息中心的同道们一起设计日间信息化框架结构，在N次的升级改版中终于在2020年实现了"日间手术管理系统"全流程、无缝隙、动态实时的闭环管理。也就是说，从门诊医生开具日间手术申请的那一刻起，患者就自动进入管理闭环。我们梳理了日间手术的十几个关键时间节点，以及这些时间节点上的关键人物、关键任务、关键质控要求等，并将这些信息做到实时动态更新，根据人员类别，包括患者，设置不同权限，让相关人员一目了然。这些节点的信息包括：申请日间医疗患者数量、预入院情况、患者自评完成及宣教内容阅读（一键宣教）、麻醉评估、入院评估、健康宣教、日间中心核查出哪些问题、医生评估是否如期手术、手术的安排、术前再次的宣教、床位预约、手术完成情况、出院随访等，信息的透明化与实时性，极大地促进了医生同行的遵从性及患者体验的升华，无形中提高了患者对日间模式的认同感，拓展了其发展前景。

全程实时动态信息透明化只是我们管理的一个点，在短、频、快中实现患者安全的最大化才是我们的终点。我们同步研发打通日间管理系统与院内其他系统的互联互通，实现医疗信息融合共享，并根据我们的所需，汇总并分类统计业务量及质量安全数据，为决策提供依据；系统自动提供术前1天随访、术后24小时随访，同时附加应急电话，解决患者回家后所担忧的问题。

日间模式，从理念的无形，到实践的有形，再到信息化、全流程高效安全地运行，护理在其中起到不可估量的作用。护理作为医院高质量发展中坚强羽翼的一个分支，我们护理人必须顺应健康中国的战略，改变思想，迎接挑战，在发展中提升，成为医院效率医疗的同行者。

日间手术病区护士长　袁华娣

做高效门诊管理的设计师

　　门诊是一家医院给患者留下的第一印象。可以说，患者在门诊就诊过程中的感受度代表了其对医院的整体体验感。第一印象往往特别深刻，且很难改变。从目前各大医院的门诊流量分析可知，高峰段都比较饱和。那么，如何在短短的门诊就诊时间内，为患者提供高效、有序、安全的护理服务，让不同地域、不同民族、不同语言的患者感受到浙大二院"患者与服务对象至上"的核心价值观，已然是门诊护理团队成员的使命和责任。

　　门诊管理，既简单，又复杂。简单是因为患者"门诊化"，就诊结束即离开，无须时刻牵挂；复杂，是因为门诊是一个多学科合作体现最为极致的部门，不仅有医生、护士、后勤、客服、保卫等多部门的多重人员合作，而且更为重要的是患者类别多样化，且大多有家属陪伴。

护士长，既是管理者，又是协调者，如何在大流量且复杂的门诊环境中得到医生的认可、患者的认可，保障患者就医有序且安全，前提与保障就是护士长的综合协调能力。如何协调，掌握医院制度、精通流程是基础，树立制度就是底线思维，创新流程变革的决心，在服务模式上敢于打破常规，将医院核心价值观转化为员工自觉的行动，没有最好，只有更好的团队目标正向激励，不能守旧，固化思维。我们不仅仅通过流程，更是通过精细化管理手段将服务细节人性化、服务态度优质化、服务技能专业化、服务方式多样化、服务效率高效化，带给患者实实在在的红利，让优质服务不再是一纸空文，而是患者接触

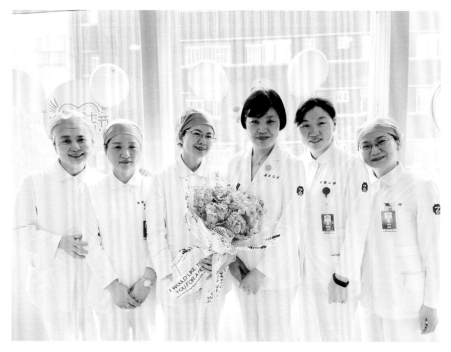

门诊护理团队

得到的细节。

怎样实现高效的门诊管理? 我们力争采取最有效率的措施将复杂的问题简单化, 以最为精简的方式将繁琐的流程简便化, 能够在协调各个方面的过程中寻找重点, 抓住关键, 突出问题, 运用"管"与"理"两把利刃将所遇之问题逐一击破。

流程管理体系化

门诊服务流程是实现"高效"管理的必由之路, 须摒弃无用功, 做到思考有条理, 做事有体系, 方可达高效。何为体系? 体系即指为了完成目标而形成的一系列方法组合。首先制定明确的目标, 然后围绕目标分门别类找到不同的情景组合, 再在每个情景下延伸方法步骤, 针对每一方法步骤找到对应的关键结果指标, 建立体系闭环, 达到任何事情都有方案、有计划、有追踪、有成效, 不做无用功。将工作流程中的每一个单项拆分成可视化、可量化的结果描述, 以实现对最终结果的把控。同时, 善于抓住主要矛盾, 这样才能抓住解决整个问题的主动权, 通过有效化解瓶颈问题, 保证工作目标的实现。

工作执行清单化

门诊持续开展优质服务, 而现实中管理者往往将注意力停留在"目标值"层面, 却忽略了达成目标过程中的关键环节——质量控制行为。我们往往关注患者满意度总体目标是否达成, 而忽略了相当一部分工作人员在接待患者的过程中沟通未能达到标准, 服务质量优秀者并没有让其他人员知晓自己的行为，而服务水平低的员工往往也没有认识到自己的行为偏差，还延续固有的模式为患者提供服务。因此，患者的满意度水平难以提升。我们必须梳理出整个服务流程中哪些工作行为是关键点，而这些关键点的行为步骤又与满意的评价指标强相关；做好这些关键步骤的改进，整体水平自然就能够提升。管理者要通过走动式管理积极与员工沟通，因为员工身处流程中，最清楚流程的问题所在；发动团队的力量，才能真正优化流程才能保证做出恰当的决策，同时保证整个团队按照高效的方式运转起来；如果整个流程能够不断优化，团队就可以通过流程实现整体服务质量的提升。带领团队成员达成目标，过程中有重要的三问：我们朝什么方向努力是正确的？为了实现正确的目标，应该设立什么项目？项目成功的关键在哪里？由上述行为推导出关键环节工作执行清单。改进过程使得员工养成关注细节、响应迅速的良好工作作风，保证工作质量，提升工作执行力，提高工作效率。

因此，工作执行清单化可以促进管理过程化繁为简，不断改进。

各级沟通高效化

有效的沟通是提高管理效率的重要方式。上下级间的有效沟通体现的是执行力，同级间的有效沟通体现的是团结协作力，部门间的有效沟通体现的是战斗力。沟通体现的形式是多样的，表达的方式也是多样的，护士长要做善于沟通的倾听者，也要做善于沟通的引领者、推动者，还要做善于沟通的示范者，在走动式管理中重视建言献策者，鼓励发现问题、反馈问题者，通过谈心、谈话制度形成各层级间顺畅的沟通渠道，推行尊重文化，提升团队成员的主动服务力。

管理者的效率往往是决定组织工作效率的最关键因素

"吾日三省吾身。"作为管理者，应积极思考，自觉检查自己。在肯定自身努力与付出的同时，及时看到自身的不足，做到客观评价。在自我改进的过程中，敢于设定目标和控制时间，做好日常时间管理，学会切割目标，提高时间利用率。将大任务细化至小目标，再将小目标落实到每个时间段内。带着问题学习，同时不断提升自己的学习力，让学习成为习惯。实现更好的自我进步，是管理者的一种责任，也是一次对自我的挑战、一个实现自我的机会。

门诊护士长　范清秋

医疗"新常态"下的护理思考

随着经济、社会的发展，人口老龄化进程加快，医疗资源的有限性与人们对健康的需求之间的不均衡成为亟待解决的问题。为满足人们对健康的多样性、多层次的需求，"效率医疗"成为当今医疗改革的突破口、未来医疗的"新常态"。护士长如何适应这种新常态，做好效率与服务的有效融合是一门新的学问。

效率医疗，以患者为中心，强调充分利用医疗资源，以最短时间、最佳质量、相对节省的费用，实现最优疗效、最贴心服务。护士长如何适应"效率医疗"的变革，是对管理综合能力的考验。

首先，扎实的专业功底是效率医疗的优先保障。介入日间手术模式的推进对专业技术的要求有所提高，对临床护士是一种能力的革新。除熟练掌握静脉穿刺、吸氧、留

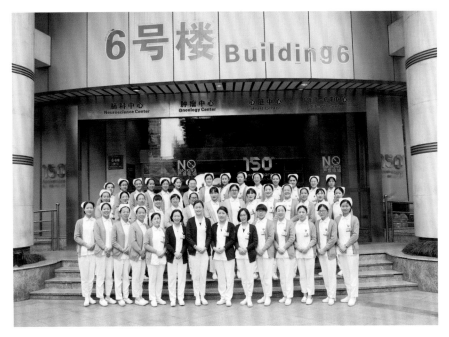

神经内科护理团队

置胃管等基础操作外，对如起搏器、除颤仪的应用等专科技能的要求更是提上日程。护士长要注重临床专科典型案例的积累，通过情景模拟实操训练，使得护士对临床各种突发情形应付自如，每一次的实战都是提升能力的绝佳时机，在时光的沉淀中收获快节奏、高效率。科室组织三院区病房联合心血管医师每两个月开展一次业务学习，每月常态化学习文献及指南，每周五进行医护联合急救技能培训及演练等，从专业理论到临床技能，产生积极影响。

其次，护理质量与安全是效率医疗的基石。临床工作的首要任务是确保患者的安全，在此基础上利用有限的资源，能够为患者提供更便捷、更高质量的服务。护士长要时刻筑牢安全防火墙，在重点病种、重要流程、弱势员工中投入更多的精力，找到短板与规避风险的金钥匙。老龄化社会伴随着高风险事件频发，护士长要以超前的思维，让护士对于患者管理的思路清晰，将安全理念根植于护士的心田。以"鹰"一般的犀利挖掘隐藏的风险并加以科学改进，将效率和安全齐抓共管，两手硬。从护患日常沟通中的不畅，到术后病情观察中的不全，以及成功抢救患者后的回顾等，都可以针对相关内容展开分析讨论，从而予以改进。

再者，要持续推动流程革新。流程是对工作任务的高度凝练，花更少的时间，做更多的事。一位精管理的护士长，一定是流程的协调高手，善于把复杂的护理分解为若干个关键节点，继而串成一条软硬适度的流程线；"软"是管理的柔性，"硬"是管理的刚需，将两者巧妙结合就是高效的流程，也是效率医疗的利器。护士长要把流程管理的精髓贯穿于护士的日常工作中，引导护士把控工作节奏，以流程保安全、以流程提效率，相信流程一定会给管理带来事半功倍的效果。科室针对经导管主动脉瓣置换患者的早期康复问题，查阅国际已有的 TAVR（transcatheter-aortic-valve-replacement，微创瓣膜置换术）管理理念，提出"极简式 TAVR+ 第二天出院计划"方案，制定入院筛查、术前宣教和预康复、术后康复全流程方案，去除既往繁冗程序，严格按照极简式 TAVR 流程及临床路径实施；实现 TAVR 手术常规二三十分钟，术后监护 4 小时即可下地，术后第二天出院的"快速康复"理念实践。

最后，团队合作是提高工作效率的润滑剂。《古今贤文》中写道："人心齐，泰山移。独脚难行，孤掌难鸣。"一滴水撒在地面上瞬间消失得无影无踪，而融入大海就是源源不竭。护士长能力建设中非常重要的一点就是"情商"。"情商"不是贬义词，是褒义词，是学识与沟通思维的完美结合，情商高的护士长往往团队合作佳，对哪种场合、哪类对象沟通采用什么音调、语气，都把握得很好。科室成员相互理解、相互促进，才能产生一加一大于二的效果。护士长作为促进团队合作的那滴油，能恰到好处地促其产生意想不到的效果，给患者带去安全感，为效率医疗的提升萌发新的动力。

心血管内科/心脏大血管外科护士长　周莉莉

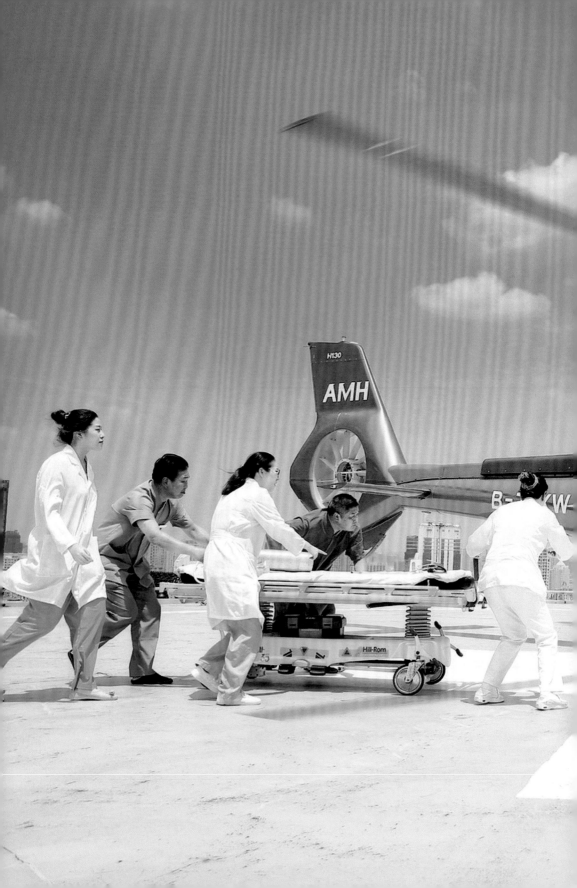

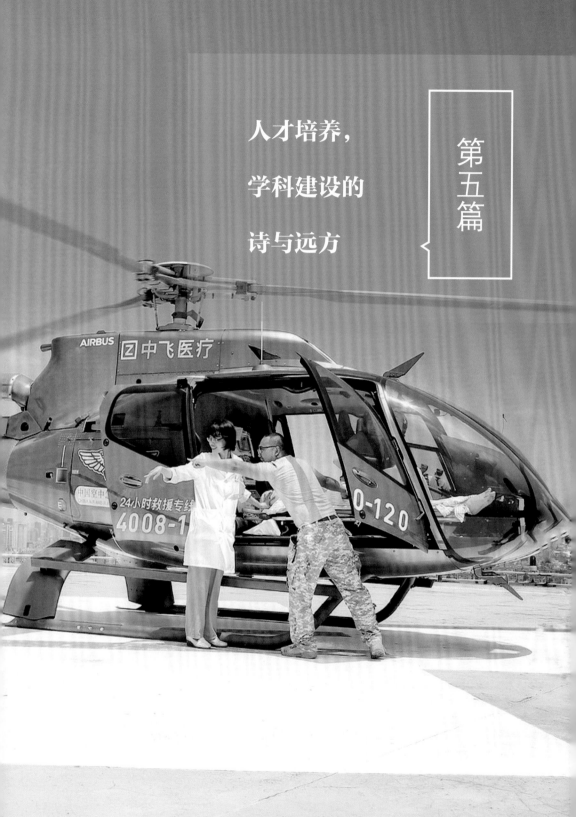

人才培养，

学科建设的

诗与远方

第五篇

目标导向学习

——护理人才培养可复制的路径

人才战略是学科发展的第一战略，加强护理人才培养，提升护理学科内涵建设是满足健康中国建设要求的重要举措之一。浙大二院作为浙江大学优秀附属医院，在护理人才培养方面一直不遗余力，在业内被称作"培养护理部主任的黄埔军校"。

21世纪，护理是专业技术、基础知识更新迅速的职业，所以护理工作者必须保持持续学习的热情。然而，理想是美好的，现实却是令人沮丧的。繁忙的工作、多重角色带来的压力、目标迷失……使得被动学习成了常态，这也是临床护理培训最大的痛点和难点。

如何从被动学习转为主动学习

如何从被动学习转为主动学习？自我导向学习，无疑是一个极佳的解决方案。

什么是自我导向学习

自我导向学习，即让学习者根据其社会角色、职业特点和个人需求，融合考量内部认知与外部管理两个维度，自主设定学习目标，规划学习过程，寻求学习资源，选择学习策略，并评估学习效果的学习活动过程。美国学者图赫（Tough）最先对自我导向学习进行了全面的阐述。美国成人教育之父马尔科姆·诺尔斯（Maccolm Knowles）基于成人教育学概念进一步发展了自我导向学习。

在临床工作情景中，如何推行自我导向学习

营造学习氛围

"科技创新、服务大众、培育新人、引领未来"是我们浙大二院的使命，不断学习是达成使命的必经之路。同时，患者需求和学科发展给我们带来了不断学习的紧迫感。

"教就是最好的学。"教是最好的主动学习方式。在每一天的工作中，每个人既是被培训者，又是培训者，即使是新护士，在护理实习生面前也是一位老师。"教"和"学"被写入岗位职责，纳入绩效考核。

在我们的周围总有一种无形的力量每时每刻都在敦促着我们学习，学习，再学习！

明确学习需求

自愿是成人学习的第一原则，是指成年学习者能够开启思维并做好接收新信息的准备。那么如何才能打开学习者的思路？答案是明确学习需求，解决"为什么"问题。

"学习和培训"是员工最好的福利，学习是为了让护理工作者在职业领域得到更好的发展。

护理新人进入医院的第一堂课就是"职业发展规划"。如何培养从新手到专家的专业护理人才，是我们不懈奋斗的目标。

在明确的职业发展规划下，围绕临床护理岗位胜任力，建立从新手到专家的 N0~N4 分层进阶体系，涵盖临床工作实践、临床照护能力、教与学能力、研究发展能力、行政管理能力五大能力维度。

明确的学习需求能够帮助临床护士自我管理职业发展，让他们打开心扉，开拓思维，主动踏上专业提升之路。

明确学习目标

"没有目标就会迷失方向。"学习目标越明确，越有意义，学习者

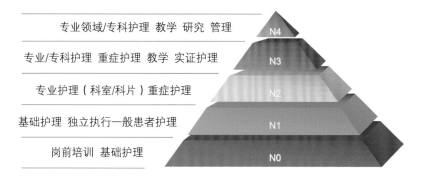

专业领域/专科护理 教学 研究 管理	N4
专业/专科护理 重症护理 教学 实证护理	N3
专业护理（科室/科片）重症护理	N2
基础护理 独立执行一般患者护理	N1
岗前培训 基础护理	N0

进阶概念架构

的主动积极性就越高。

院、科两级，针对不同的培训对象，基于"5W1H"（why，what，who，when，where，how）理论制订完善的培训计划、制定精细化的培训实施方案，结构式的分层进阶体系让学习目标一目了然。

比如，规范化培训护士清晰地知道：2 年规范化培训期要通过 47 项规定的护理操作考核。入职后前 12 个月，每个月至少考核不同的项目 2 项；此后每月至少考核 1 项；12 项基础操作需要在入职后 6 个月内完成考核。规范化培训系统自动判断完成度，让护士在每个阶段都能够明确目标。

丰富的学习资源

丰富的学习资源为主动学习提供了便利。为了便于临床护士充分利用碎片化时间，我们自主研发了 E-learning 系统，共享临床护士制作的微课，开放浙江大学图书馆的海量资源，等等。此外，系统还可以联网，方便学习者上网查阅资料。

临床护士学习，不可或缺的是身边的老师。临床带教老师、技能师资团队、专科护士基地、科研团队、外语团队、礼仪团队、ECMO（体外膜肺氧合）团队等师资队伍的建设，是自我导向学习持续推进的助燃力。

多元化学习策略

在传统理论、技能授课的基础上，全方位推进以各种形式的查房、病历讨论、案例分析、工作坊等为核心的培训活动，引导探讨，启发主动的评判性思维。

开展以"目标为导向"的项目式培训，让培训者自主行动起来，在明确目标和动机，接受充分辅导的前提下，给予积极的反馈，让临床护士在强化理论、提升技能的同时，切实提高解决实际问题的能力。

推动床边教学，让"教"与"学"融合并贯穿于临床护理全过程。

评估学习效果

反馈是学习中最强大的机制；反馈是自我导向学习过程中的"检查站"；反馈既可以对学习者给予肯定，也有纠正作用，让学习者及时作出调整。常态化的临床评估给予护士及时的反馈，激励护士自我提升，提高其岗位胜任力，对临床培训结果进行目标管理，让结果成为目标，引导临床护士自我导向。

E-learning 系统实现了根据护士的岗位和学习轨迹对临床护士进行个体化的知识评估，促使护士围绕岗位胜任力和学习计划进行自我导向学习。

郭沫若曾说："教育的目的是养成自己学习，自由研究，用自己的头脑来想，用自己的眼睛来看，用自己的手来做的精神。"护理作为一个需要终身学习的职业，就需要这种精神，而自我导向学习可以激发每一位护理工作者的内驱力，让他们具备自我学习的动机和能力。

目标导向学习，护理人才培养可复制的路径，助我们进一步提高护理人力资源的质量，挖掘护理队伍的巨大潜能，开启护理高质量发展的新征程。

护理教育部科护士长　徐双燕

精细而作，细腻而为

——急危重症科片护士长眼中的精细管理

精者，去粗也，不断提炼，精心挑选；细者，入微也，究其根由。我从选择为护理事业崇高理想而奋斗，到如今已是大型综合医院急危重症科的一名护士长，对"精细而作、细腻而为"这8个字，由思索、实践、认同到理念升华，细细品之，发现护理管理亦是如此。

运筹帷幄之中，决胜千里之外

《春秋》记载："居安思危，思则有备，有备无患。"我院作为国家创伤区域医疗中心建设单位，构建基于"平战结合"理论的急危重症患者应急救援护理管理体系是中心的重要任务，目标是平时未雨绸缪、统筹规划，战时快速响应、高效救治，战后总结反馈、优化提升。

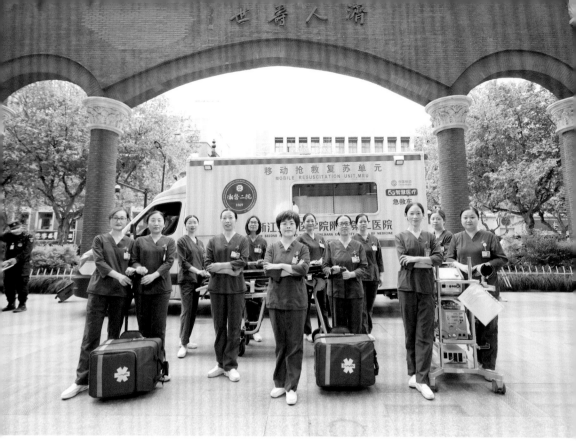

急危重症护理管理团队

依然清晰记得，2020 年年初，一场全球疫情来势汹汹。一封国书，武汉封城，身为医者，责无旁贷。作为浙江省第四批援鄂医疗队队员，我与 123 名护理同道紧急奔赴武汉，整建制接管武汉协和医院肿瘤中心 ICU（重症监护室）。可 ICU 前身是空落落的普通病房，我们得在最短时间内将这样的普通病房改造成一个可以收纳新冠肺炎患者的 ICU。当时面临太多未知，新冠病毒的传染性又极强，但应急救援实战经验丰富的我们，目标一致、坚定从容，接到任务，立即有条不紊地开展工作。从大型医用仪器设备搬运到调试备用，从通风扇的安装到消毒机器人的使用，从收治第一例重症新冠肺炎患者到重症新冠肺炎患者转轻症后，将其送回普通病房，从第一例气管插管到第一例拔气管插管，从紧张、害怕到胆大、心细，其背后是一次次深夜会议的紧急部署，是一次次流程上因地制宜的优化，是一次次的叮嘱和鼓舞。"不让一位医护人员感染。"为实现这个目标，我们工作细之又细，实之又实。每班次安排两名院感监督护士，负责做好病区消毒、防护监督，每位医护人员出病房要过"四道关卡"；同时将感控的"浙二经验"充分运用到抗疫前方，整理抗疫高风险项目，编写感控口诀，如，"气管插管和吸痰操作，抢救不慌乱，防护必到位；插管金钟罩，吸痰避轴线；一医配一护，一人隔一米"。随着编制一首首脍炙人口的感控口诀并将其唱响在抗疫战场，整个团队作战的士气陡然大增。

在日常工作中训练一支"召之即来，来之即战，战则必胜"的特种兵，是我们日常培训的重要内容。2020年6月13日，浙江省台州市温岭市突发槽罐车爆炸事故，我院作为浙江省烧伤指导中心，紧急调配专业医务人员第一时间赶往现场组织救治。针对此次患者受伤机制复杂、多脏器损伤、合并大面积烧伤等重重困难，医院发挥多学科联合力量，制定了"精准管理、精准专科、精准调配、精准培训、精准设备、精准护理"的"六精准方针"，以及"一患一物""一患一医二护""温、湿度严格把控""病房救治各项管理细节条目"等方案，基于此而展开的对成批爆炸伤患的救治，创造了7天内患者零死亡的奇迹。奇迹的发生，得益于医护人员的精湛技术；对护理细节的管理，更是其强大的助力剂。细节太多，比如，给每位隔离区的医护人员提供专用手机，给每位患者准备专用剃须刀，院感岗24小时配备在岗人员以督查每位进入隔离区人员穿戴是否规范，隔离区分级、分类标识清晰的活动轨迹流线等，这些都为患者铸就了一道道安全的屏障。

"天下难事，必作于易；天下大事，必作于细。"不惧细节考量，方可谓精品护理。

千磨万击还坚劲，任尔东西南北风

易于选人用人，却难于留人，古今皆如此。以"精"养人，此精，为精神也。久而久之，精神思想可为文化。人是团队的核心，是组织实现卓越的基石，而团队文化塑造恰是很多护理管理者一直探究的课题，个人觉得，同样离不开"细腻"二字。

2015年，我到中心监护室做护士长。我在担任护士长期间建立的"奔跑中的ICU"文化至今依然是凝聚团队的一束光。我根据科室成员个性及爱好进行组队。部分人酷爱跑步，自发组织成立ICU奔跑群，"西湖玫瑰跑""13·14"及"520"跑成了跑者团队中的默契跑；部分人喜欢学习、科研，他们善于归纳、总结，"红宝书"随即得以出版，成了新手护士的"葵花宝典"；部分人擅长画画、设计、摄影，细细寻，慢慢觅，"文化墙""麻药钥匙""气管插管视频"自带文艺气息。我通过科室品牌文化的建设提高了团队的凝聚力、感召力和影响力，统一了员工的思想，使其终成合力。

尺有所短，寸有所长

人无完人，作为管理者，要细致思考如何充分发挥每个人的作用，让其专业价值最大化。诗人李白有云："天生我材必有用，千金散尽还复来。"每个人身上都有闪光点，我们要发现团队成员身上的优势，将其安于合适岗位，这是管理团队的成功要素。名著《西游记》诠释了团队中人物的优缺点，并将团队管理大智慧深藏其中。

在了解团队成员的性格、能力、优劣势等的基础上，做优劣势分析以行分类管理。管理者，可被喻为"唐僧"，归属于战略管理层次，管理方针大略；个人技能强、善于动脑、机警灵活但有个性的团队成员犹如"孙悟空"，能活跃氛围、增强团队活力；善于与人交际但惰性十足的团队成员，可为"猪八戒"；任劳任怨、忠心耿耿、尽职敬业但缺乏主见的团队成员，可为"沙僧"。我充分授权于"孙悟空"，予制度等紧箍咒加以控制；面对"猪八戒"，采取警示、提醒与激励的方针；面对"沙僧"，给予信任、授权，并予以细心指导，提供可进步方向。科室有一能人，时达二十载，此人忠心耿耿，恪尽职守，任何任务交于她，必能及时且高质量完成，但此人有一弱点，遇事无个人想法，于是我视其为"沙僧"，时时指一研究方向，发挥其能力。

众人皆凡人，众人皆才人，众人皆能人，精细而作，细腻而为，众人皆可用。精细管理漫漫长路，可以复制，在此与大家共勉，共同学习，共同进步。

急危重症科片护士长　王丽竹

聊聊护理界的"创新"

"创新"一词出自《南史·后妃传上·宋世祖殷淑仪》，指创立或创造新的。

护理，作为一门严谨、慎独、专业的学科，看似和创新毫无关系，但随着人们对医疗品质的期望值不断提升，护理创新的重要性愈发凸显。新的诊疗模式、新的照护需求，甚至对突发事件的应对，既往的工作经验也许不再适用，运用创新思维，确保患者安全，提高工作效率，发挥创新能力解决临床问题，成为当代护士的必修课。

近几年快速康复理论在患者术后康复中的运用就是一个典型的创新概念运用。快速康复作为一种创新的康复模式，让患者动起来，能改善患者照护质量，缩短患者住院时间，减少医疗费用，甚至降低患者并发症的发生率。随着时代的发展，创新理念的重要性在护理人心中的位置愈发重要。

从哲学上来说，创新是人的一种创造性实践行为。循证护理理论已经成为护理领域促进实践的重要理论和指导方法，在临床实践中迸发出惊人的力量。临床吸氧技术是护理常规，对于默认的湿化吸氧流程，工作30年来我始终严格执行。当思维改变了，问一句"吸氧必须湿化吗？"，让我们醍醐灌顶！思维改变了，实践行为也随之而改变。通过循证，临床干式吸氧的应用，无论是在提高工作效率还是在节约患者资金方面，都起到了重要的作用。这就是创新的魅力！

从认识角度来说，创新在观察和思考方面更有广度和深度。在日常工作中，我们在不断地观察和思考，往往为患者的痛苦所触动，为他们的不幸感到难过。在医疗技术高度发展的今天，特鲁多的墓志铭"有时去治愈，常常去帮助，总是去安慰"仍然为医护人员所默诵，身体力行！创新是无限的，所以我们的改变也是无限的，让无限的创新成为我们帮助患者的利器。

我们看到创新的幼苗正在蓬勃生长。在2021年3月8日举行的"振德杯"护理大赛中，仅仅浙江赛区就有500多项护理创新项目参赛，经过初赛、复赛、决赛层层选拔，浙大二院护理团队的9个项目脱颖而出，其中"量控湿化加温喉造口过滤保护罩"斩获创新转化类一等奖；"预防下肢废用综合征的康复装置"获得创新培育类二等奖；"动脉留置导管接头可视减压贴"等获得创新转化类三等奖；多个项目获优秀参赛奖。唯改革者进，唯创新者强，唯改革创新者胜，在所有的获奖项目中我们都看到了仁爱的影子，如缓解患者痛苦、预防患者血栓形成、帮助患者自理生活、确保患者安全；所有的创新都围绕"患者"二字展开，我们在创新中完美地诠释了"常常去帮助"！

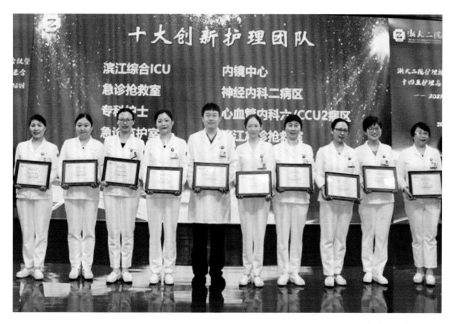

十大创新护理团队

　　矛盾是创新的核心。也许有的同行会说，天天做这些工作，我不知道哪儿还能创新，因为墨守成规和创新是矛盾的。这时候你就要问问自己：我的忙是否是无效劳动的影子？我的工作是否有需要改进的地方？在外科系统，术后的营养非常重要，当看到喉癌术后的患者依赖胃管鼻饲，为了胃肠道营养不得不整日卧床鼻饲。这使得康复期漫长而煎熬。他们无奈的眼神仿佛在倾诉需求，而同事们手上的厚厚老茧也仿佛在告诉我，"我们真的尽力了！"看到事物矛盾点就仿佛听到了冲锋的号角，迎难而上才是浙二人的秉性！于是，创新小组开始进行头脑风暴。讨论点很简单：怎样才能"吃好"？患者怎样才能活动自由？怎样才是安全的改进？新的创新很快在讨论中产生，"普食研磨恒温自动灌注营养输注器"

成为一种营养神器，并在第五届广济创新项目大赛中荣获三等奖。

创新不会是一次性的，也不会是一成不变的。创新是对事物的"怀疑"，是永无止境的。创新的本质是突破，突破旧的思维定式、旧的常规戒律。创新活动的核心是"新"，是产品的结构、性能和外部特征的变革，是造型设计、内容表现形式和手段的创造，抑或是对内容的丰富和完善。我们有了创新的设想，就要想办法把它运用到临床中去，在临床运用中再去不断完善它。气切伤口护理属于护理常规，但气道痰液渗入气切纱布感染伤口，湿化管胶布固定容易滑脱且影响排痰就是对常规气切护理短板的否定。保护伤口从预防开始就是新的思维模式，我们设计了"一种气道湿化管固定防痰片"，隔离了伤口和痰源，固定了湿化管。目前，该防痰片已经投入临床运用四年了。经过不断地调整与修改，该防痰片已经成为气道护理的必备物品。由此可见，创新在不断否定和肯定中焕发出强大的生命力。

任何创新都需要投入临床实践中去验证，让创新服务临床，否则只是纸上谈兵。2021年3月22日，财政部、国家知识产权局决定实施专利转化专项计划，以更高质量的知识产权信息开放和更高水平的知识产权运营服务供给，推动专利技术转化实施，唤醒未充分实施的"沉睡专利"。一纸通知让广大的创新人看到了希望，也为创新的未来提供了有力保障。

护士长在科室管理中既要有原则性，明确疾病管理要点、治疗方案，安排完成各项护理项目，让日常工作按照既定的流程去推动，又要有创新性，在临床实践中主动去发现问题，大胆设想，不被常规护理困住手脚；更要有敏锐的洞察力，有敢于提出问题的勇气；同时也要有科学思维，如相似联想、发散思维、逆向思维、侧向思维、动态思维等，养成经常查阅专利网页、产品介绍等习惯，这样有助于我们开拓思路，启发思维。

当然，临床工作很忙，我们没有大块的时间可投入于创新研究，但时间是可以统筹安排的，也是可以挤出来的，正像俞申妹护士长在《且说"忙"字》中讲到"我们忙而思考着"。当然，对于事物的思索，一方面得有浓厚的兴趣，因为兴趣所在会让你乐不思蜀，即使熬夜查阅资料，设计图纸，也会让你在一次次"收获"时欢欣鼓舞，忘却疲乏；另一方面，则是工作和生活所需，会让你颇有成就感而支持你一直探索下去。当看到患者因为我们的创新成果得以缓解痛苦，相信你也会动力倍增，也许这就是浙二精神吧！就像吕敏芳护士长在《我们为什么要讲人文》中所说的，"当以赤子之情怀，医者之仁心，求同存异，在创新中发展和壮大！"

耳鼻咽喉科护士长　俞雪飞

5G时代

——护理管理者的华丽转身

ICU是集危重患者于一体的救治单元；感染防控是护理管理者的关键职能，也是各家医院关注的焦点。数字时代已经来临，作为ICU护士长，如何让感染防控工作融入智化元素，实现华丽转身，并取得实效，值得探究。

浙大二院作为互联网与医疗流程融合应用的探索者，逐步形成了从外延到内在核心的数字创新体系，包括就医闭环的智慧优化、云端深耕的互联网医疗等。随着数字化改革的全面推开，"5G＋人工智能"在护理领域的应用日益凸显，特别是在感染防控方面，通过智化手段实现全过程轨迹追踪，筑牢院内感染新防线。

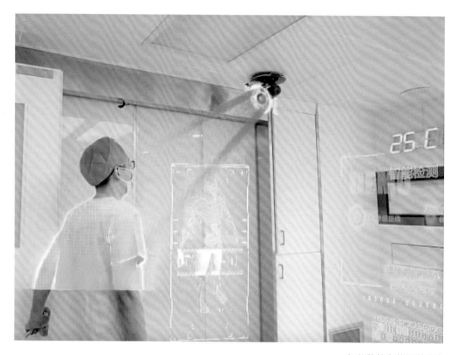

智能防护穿戴识别系统

"严格规范，细节为王"——智慧赋能精准管理

"细节决定成败，小事影响大局。"最是细小、简单、基础的环节，反而最能抓住事物发展的关键。

患者一旦进入 ICU，任何微小的感染都可能对他们的生命造成威胁。为此，我们始终朝着"工作细之又细、实之又实"的目标努力。从 ICU 里的设备、药品、空气消毒等环节抓起，其中"手卫生"这一最为经济、便捷的可直接切断传播链的操作显然也是我们的聚焦点，但要让每一位员工自觉遵循手卫生规范，并不那么简单。为何不将最新的 5G 技术与手卫生监测系统整合，从而实现智慧管理呢？这一想法萌生后，我们立即召集重症医护人员、信息工程师等建立多学科团队，启动项目、联合攻关，构建出 ICU 手卫生门禁管理平台，对所有进入 ICU 单元的人员进行智慧感控：一旦系统检测到有外来人员进入，快速手消毒液就会自动出液，并依据人次精准定量，保证用量达标；同时启动红外体温测量，实现快速测温，只有外来人员规范完成手卫生流程，ICU 门禁才能打开。一个智慧管理门禁系统就此建立。门禁智慧管控既能最大限度地避免人为因素导致手卫生不达标的情况，又可以按关键词进行检索、精准分析，轻松管控重症单元的院内感染问题。

　　用 5G 和人工智能强大的监测能力抽丝剥茧，并依托院内网络与多个相关科室有机结合，从一个细微之处紧紧把住医院感染建设与管理的大动脉。

"量化评判，实时追踪"——智慧赋能全程管理

　　增强医院感染控制防线，可不仅仅是"一双手"那么简单。我们在 ICU 内的穿戴防护和穿戴特征也需要不断规范化与优化。

　　以往在科内虽然强调帽子、口罩等防护用品穿戴规范化，但在"是否合格"这条界线上却一直处于主观判断的状态，缺乏客观评判标准。智能穿戴识别系统则使用精准的算法，客观、准确地追踪识别，并与实时警报联系在一起。一旦在目标区域内发现人员没有按要求佩戴防护用品，它即通过前端摄像采集装置实时采集信息，借助 5G 平台传输至网络算法平台自动分析穿戴特征，在 0.2 秒内触发报警系统并发出提示音，督促规范操作，并在其重新完成穿戴口罩、帽子等防护工具后重新对其

进行评估。最为重要的是，该系统的应用在极大程度上帮助管理者进行后台质量管理，如某一员工多次被发现出现了不规范行为，系统将通过高效传输将信息显示在终端报警，同时后台拍照记录。

依托5G平台、人工智能等高新科技系统及技术，ICU在一定程度上实现了"机器换人"，进一步压实并筑牢了院感建设工作"新基建"，提升了管理效能，让患者的安全得到了保障。

作为ICU的护士长，我将"规范就是生命"的职业操守广为传播。如何从细节抓起，如何在5G时代发挥更大的管理效能，给患者更安全的服务保障，是我一直在思索的问题，而我通过数字化改革的路径找到了答案。科技赋能，实现护理管理者的华丽转身、指日可待。

急诊监护室护士长 黄晓霞

如何做一名"好"管理者，是门"学问"

记得我从一个责任组长转变成护士长时，有点兴奋，有点困惑，也感到一丝焦虑和彷徨。作为一名新上任的护士长，我需要在最短时间内适应新角色，提高自身素养和管理能力。

"想要管好别人，必须先管好自己。"

挑战——角色转化

首先要看清和认识自己，做好自我定位管理，这样才能更好地切入工作和反省自己。每天面对肝胆胰外科病房繁忙的护理工作，我必须根据轻重缓急做好各类事务的规划，制定每天的工作目标，因为唯有合理的规划和清晰的目标才能指引我们走向成功。此外，不断积极协调和利用一切外部资源实现解决问题，从而保证科室安全有序运营。在工作中，作为一个管理者，也要持续进行自我学习。管理者要有一种"执拗"，做得不好的时候要反问自己：别人能做到，我为什么不能？因此，必须给自己留下足够的学习时间，钻研技术，获取养分，借鉴资深护士长的经验，这样我们的管理能力才能提高。

用柔性思维经营科室

柔性思维是一种智慧，它以多视角、多层次、多模式的形式去处理、应对复杂的动态、创造性的问题和情境，由此可以不断提高团队的灵活性、适应性，提高团队的快速反应能力。作为科室的管理者，护士长的一言一行、处理问题的方式方法会直接影响科室成员，甚至会被同化，所以要心静，善于释放自己的工作压力，避免在工作中心浮气躁。

"松的韧性，是自然的柔性。"

大雪纷飞时，你会注意到一些树会被厚厚的积雪压垮、斩断、摧毁，而雪松始终傲雪挺拔，因为雪松有弹性极佳的枝杈，每当不能承受积雪重量时，雪松会弯曲枝条让雪滑落。在临床上，面对各种矛盾冲突时，遇到外在压力时，人本能地会选择抗拒，选择硬碰硬。这时，护士长就要像雪松一样学会弯曲，用柔性的思维去处理、去解决问题。

互融成长，促进团队合作

互融是指不同个体、不同群体为同一个目标奋斗，最后达成共识，实现共同成长的过程。浙大二院城东院区肝胆胰外科病区是一个新开科

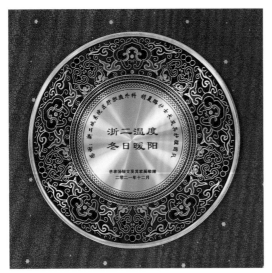

冬日暖阳

室。该病区的护士来自不同的护理单元，擅长不同专科领域的护理。同质化的培训和护理在这儿显得尤为重要，从专科模块化训练到情景模拟真操实战，她们每天都能带给我成长的惊喜。

"让别人从你这里学到更多，并超越自己。"怎么让自己的员工学到更多？最佳方式并非手把手教，也不是专制地告诉他要做成什么样，而是要真正地去拥抱他、认识他、尊重他、帮助他，让他越来越自信，让他体会到成就感。当然，学习是一个互补的过程，我也从他们身上感受到了那份对工作的热情、渴望和一股子韧劲。每天，在肝胆胰外科，可以看到他们和医生团队一起查房，一起学习，一起讨论疑难病例。他们知道目前所面临的困难和存在的问题，会利用团队的力量，同心、互补、互融。

我们始终相信，没有完美的个人，但有完美的团队。

快乐论——推崇科室文化

员工幸福感指的是个人在工作当中的一种积极的心理体验，一种主观的自我感受。我一直坚信只有我的员工开心了、幸福了，她才会更好地服务于患者，为科室创造更多的价值。在我们科室有个非常受欢迎的"Candy Corner"（Candy 取自"肝胆胰"的谐音），是员工放松、小憩的地方，也是我们互相关怀、倾吐心声的地方。员工总是自豪地说："不是只有梅奥[①]，才有这样的休息室哦！"每天开心地工作，她们的微笑是发自内心的。正是这发自内心的微笑，会给患者带去春天般的温暖，提升患者的就医初体验。"浙二温度，冬日暖阳"是一位患者对我们护士的评价。患者或家属写来的一封封表扬信、送来的一面面锦旗，都是对我们护理工作的肯定。我相信一个有内涵、有文化的科室，一定会是极具战斗力的团队。

一个科室的运营，需要运用多模式的管理和经营。护士长要始终保持头脑冷静，善于倾听别人的心声，充分尊重科室成员，并扬利补弊，以助优化。

期待我们在工作上能永远有无缝对接的默契，也让我们一起携手并进，畅享未来！

肝胆胰外科副护士长　胡晨璐

[①] 这里梅奥指的是美国梅奥医学中心。

如何快速适应从"执行者"到"管理者"的角色转变

从做好自己的事到管理好大家的事，从小范围沟通到跨部门协作，我经常不停地问自己：我做了什么？做好了什么？我应该把握什么？又把握住了什么？这些自我追问让我在时光都冲不走的记忆里找到了答案。如何让自己快速适应从"执行者"到"管理者"的角色转变，如何演绎好管理者的角色？我一直为之努力。

谨慎做人，在思索中前行

做表率

作为一名管理者，只有不断加强自身建设，提高业务素质，建立良好的自我形象，努力学习先进技术和管理知识，不断更新护理知识，才能适应现代医院科学管理的要求；

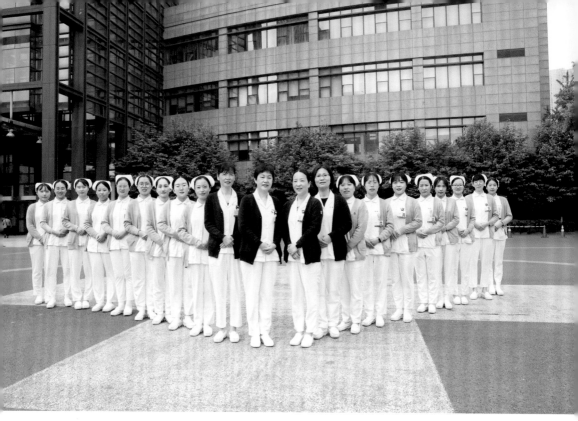

骨科护理团队

在实践中，大胆尝试，积累经验，在学识、智能、素质等方面努力提升自己。作为一名新晋管理者，不但要有事业心和责任感，还要有过硬的技术，要求别人做到的，自己首先要做到，别人不会的，自己要会，严于律己，以身作则。

有温度

关爱同事犹如家人，作为护士长，肩上多了一份责任和义务，不要将自己置于护士之上，多一些尊重，少一些斥责；多一些慈爱，少一些命令；多一些理解宽容，少一些数落教训；多一些鼓励信任，少一些俯视。科室里所有的事情都与我们的管理有关，有什么事情，先找找自身管理的原因，这样也许会事半功倍。

讲公平

作为护士长，一定要公平公正，切不可戴有色眼镜，厚此薄彼，这样容易引起护士与护士之间，护士与护士长之间的矛盾。这种矛盾越大，护理工作质量所受影响势必会越大。我们尽可能地让大家知晓我们的想法和打算，不要让大家蒙在鼓里。我经常鼓励护士参与科室计划的制订与决策的实施，增加透明度，以调动她们的积极性。

缜密做事，在实践中收获

制度先行

作为护士长，我们在护理管理中起着承上启下的作用，要根据医院的中心任务及护理部的工作目标计划来制订科室的工作计划并采取措施，再根据科室的具体情况不断予以补充和完善。对护士的业务水平、文化素质及质量管理负有全盘责任，以质量标准和制度为准则，严格要求，用标准和制度来约束每个人，对护理工作了如指掌，对医院工作制度应用自如。每逢医院更新制度，改变流程，我总是第一个去学习和操作，待摸索清楚再告知科内同事，这样也便于我们更好地去发现和处理工作中遇到的问题。

安全着眼

现代化医院管理中，护理工作如何达标，关键在于加强质量把控，强化安全意识。作为护士长，我们在工作中要以细则为标准，让护士掌握工作的各项标准及达标数值，并以此作为衡量工作的标准，但我们必须监督、检查、落实到位，在科室内建立质控小组，每月定期或不定期地进行稽查与考核，发现问题及时解决，以使护理工作走向科学化、标准化、规范化、制度化。

团队合作

"医护搭配，干活不累。"心内科患者病情重，年龄大，一个病情的变化，一次危重患者的抢救都十分考验医护团队的默契度。只有医护很好地配合，才能一次次将患者从死神手里拽回，才能让其生命之花继续绽放。医生和护士是工作中接触最多、合作时间最长、相互之间最了解的伙伴，只有医护高度配合，才能高效地完成医疗任务。

摸索科研，在探索中提升

带头探索研究

最初，我也是墨守成规，循规蹈矩，但身边优秀的老师们不是立项课题，就是发表文章。老师们的科研精神推动着我向前迈进，那我就大胆地去尝试写课题、设计专利。在整个过程中，我真正感受到了创新是一种追求、一种无畏、一种越过沙漠后看到绿洲的快乐。这个过程是充实的、美丽的，它孕育着希望与憧憬，吸引我们为之奋斗，让梦想的翅膀劲舞。

凝聚团队智慧

发挥团队的力量，组织科里研究生对科室成员进行科研指导，助其提高论文书写的能力；鼓励科内人员参加医院组织的科研沙龙活动；科室订阅护理科研类杂志，并在科室内设立阅读角，添置一些专业书籍、文献和期刊，供大家在业余时间阅读，培养科研意识，提高科研能力；督促、协助科室护士完成晋级相关的科研材料，如个案护理、专案护理等；鼓励护士思索，围绕临床问题开展创新研究；对于一些特殊病例，大家分工查找相关文献、指南，并在晨会分享。

融入临床实践

护理科研是临床护理的一个重要组成部分。在日常的护理工作中，多发现亮点和难点，收集论文书写题材，及时为护士提供最新的专业信息，支持和鼓励护士参加课程、会议和培训学习，并将所学的最新、最前沿的知识带回临床。在临床工作中一旦发现问题，及时思考：有没有可改进的空间？如果有，如何改进？这就迫使我们去思考如何改进。改变的过程也许就是一次创新。如果你愿意将你的想法变成一物、一项技术，那这个想法就可能成为你的专利。

担任护士长这一年来，我一直脚步匆匆，但每当心中生起收获的喜悦时，一切就又显得那么微不足道。毕竟，人生是需要奋斗的，青春是需要磨练的，热情与信念是需要一步步浇筑的，理想是需要我们为之付出的。

心内一病区副护士长　陈洁莹

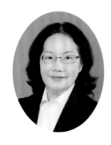

兰美娟

主任护师　硕士生导师

- 浙江大学医学院附属第二医院护理部主任
- 浙江大学医学院附属第二医院临平院区执行院长
- 中国卒中学会护理学分会常委
- 中国研究型医院护理专业委员会理事
- 中国卫生监督协会消毒与感染控制专业委员会委员
- 中国老年医学学会感染管理质量控制分会委员
- 公立医院行政领导人员职业化培训专家委员会委员
- 浙江省护理学会呼吸专委会主任委员
- 浙江省卒中学会副会长、常务理事、护理学分会主任委员
- 浙江省医疗质量管理评价师
- 《成人重症护理专科实践》（人民卫生出版社）副主编
- 以第一作者、通讯作者发表中文核心期刊论文和SCI期刊论文20多篇，主持或主参省级课题近10项

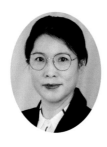

吕敏芳　副主任护师

· 浙大二院消化/肾脏内科护士长

· 主持和参与课题3项

· 以第一作者和通讯作者发表论文8篇

· 从编委到主编出版著作和教材5部

· 发明实用新型专利3项

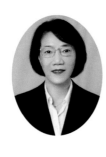

俞申妹　主任护师

· 担任浙大二院CCU护士长8年

· 浙大二院心内科病区护士长15年

· 曾兼任浙大二院国际院区大内科护士长和医院评审办公室 副主任

· 浙江省护理学会内科学组副主委

· 浙江省护理学会第十一届理事会行政管理专业委员会委员

· 中华医学会心血管病学分会第十届委员会护理学组委员

· 《中华护理杂志》第十届编委

· 作为编委出版著作3本，获得作品著作权登记证书1本，软件 著作权登记证书1本

· 主持厅局级项目5项，参与2项；申报专利4项

· 发表论文40多篇

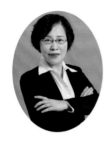

叶国凤 *副主任护师*

- 浙大二院口腔颌面外科病区护士长
- 现任中华护理学会第二十七届理事会口腔专业委员会委员
- 中华口腔医学会第三届口腔护理专业委员会委员
- 浙江省护理学会第十二届理事会口腔专业委员会副主任委员
- 浙江省口腔医疗质控中心第三届护理与院感管理专业委员会副主任委员
- 主持厅局级课题1项，主参3项
- 在国内一级及核心期刊发表论文20多篇，其中1篇论文评为浙江省自然科学优秀论文三等奖
- 发明实用专利1项
- 参编图书3部

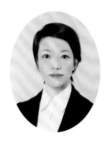

胡丹旦 *副主任护师*

- 浙大二院肝胆胰外科/甲状腺外科护士长
- 浙江省护理学会微创护理学组常务委员
- 中国研究型医院学会甲状腺疾病专业委员会护理学组委员
- 2017年浙江省医药卫生科技进步二等奖主参人员，主持和主参省厅课题2项
- 获得实用新型专利2项
- 参编图书1部
- 以第一作者和共一作者发表SCI论文2篇，发表核心论文3篇
- 曾赴新加坡南洋创新管理学院学习高级护理管理课程并在新加坡中央医院、新加坡陈笃生医院访问学习

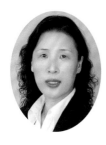

鲍向英　副主任护师

· 胸外科二病区肝胆胰外科一病区/皮肤科/胃肠外科二病区护士长

· 2012年赴美国阿兹塞太平洋护理学院进修护理管理和领导力课程；同年至美国加利福尼亚州多家医院参观学习

· 浙江省医学会加速康复外科分会护理学组副组长

· 浙江省肿瘤专科和快速康复外科护士培训基地指导老师

· 浙大城市学院"外科护理学Ⅱ"理论授课及临床见习带教老师

· 中国抗癌协会胃肠间质专业委员会会员

· 近年来主持和主参厅局级课题8项

· 发表国家一级和核心期刊论文20多篇

· 参编图书3部

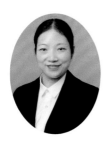

谢彩琴　副主任护师

· 浙大二院血液科/骨髓移植中心护士长

· 中国医药教育协会血液病护理分会委员

· 中国临床肿瘤学会（CSCO）抗淋巴瘤联盟护理学组委员

· 浙江省护理学会安宁疗护学组常务委员

· 浙江省肿瘤专科、静脉治疗专科基地指导老师

· 主持卫生厅课题1项，主参教育厅课题1项，参研国家自然科学基金2项，发表SCI论文3篇、核心期刊论文10多篇，参编图书1部

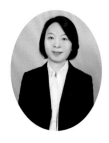

何晓娣 副主任护师

· 担任浙大二院胸外重症护士长2年

· 担任心脏大血管重症、心脏大血管外科护士长12年

· 致力于心脏术后快速康复,从2011年开始带领团队开拓心脏术后早期活动,建立心脏术后快速康复流程

· 建立心脏移植、主动脉夹层术后快速康复、心脏术后ICU获得性衰弱患者的康复等临床实践规范

· 担任护士长期间,努力探索各层级护士心脏大血管专科能力的培养,逐渐建立专科特色的情景模拟培训以及CBL("基于案例"教学法)学习,不断提升护士团队的专科胜任能力

· 曾赴新加坡南洋创新管理学院学习高级护理管理培训课程

· 临床护理工作30多年,涉及CCU(心脏监护室)、神经内科、ICU(重症监护室)、胸外重症、心脏大血管重症、心脏大血管外科等多个医学领域

· 主持和主参厅局级课题3项

· 发表国家一级和核心期刊论文8篇

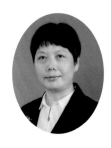

徐彩娟 主任护师 硕士生导师

· 浙大二院外科片护士长

· 浙江省护理学会外科护理专业委员会主任委员

· 曾赴美国纽约州立大学上州医科大学医院进修学习

· 主持和主参省部护理科研10项

· 第一作者/通讯作者发表SCI论文,国家一、二级护理论文20多篇

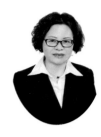

唐彩虹　　*副主任护师*

· 担任浙大二院泌尿外科护士长24年

· 曾至浙大二院台江分院任护理部执行主任1年

· 浙江省护理学会泌尿外科专业委员会副主任委员

· 浙江省医学会泌尿外科学分会护理学组副组长

· 浙江省中西医结合学会泌尿外科专业委员会护理学组副组长

· 亚洲男科学协会护理学组委员

· 主持省教育厅课题1项

· 主参国家自然科学基金项目1项

· 发表论文10多篇

· 兼职浙江大学城市学院护理学"外科护理学"教学

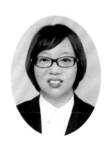

陈爱琴　　*副主任护师*

· 浙大二院神经外科护士长

· 主参或参与省级课题3项

· 发表国家一级和其他核心期刊论文10多篇

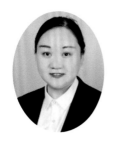

王钰炜　*副主任护师*

· 浙大二院急诊抢救室护士长

· 浙江省护理学会急诊专业委员会秘书

· 浙江省医学会急诊医学分会护理学组秘书

· 浙江省医学会创伤医学分会创伤护理学组副组长

· 浙江省急诊医学质量控制中心委员

· 浙江省院前医疗急救培训指导老师

· 美国心脏协会基础生命支持导师/高级生命支持导师

· 主持厅局级及校级课题4项，主参厅局级课题10多项

· 浙江省优秀专科护士（急诊急救）

· 杭州市滨江区G20峰会先进工作者

· 浙江大学优秀共产党员

· 浙江大学医学院先进个人、优秀实习生导师

· 首届"最美浙二人"获得者

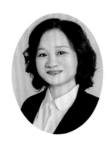

宋　萍　*副主任护师*

· 静脉用药集中调配中心/日间化疗中心护士长

· 浙江省中西结合护理专业委员会

· 静脉专科护士培训讲师

· 实用专利1项

· 负责局级课题2项

· 参与厅局级课题2项

· 发表核心期刊论文10多篇

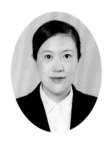

陈海莲　*副主任护师*

・浙大二院CCU/心内二病区护士长

・浙江省科普工作委员会委员

・浙江省医学会心血管病分会护理学组委员

・美国心脏协会心血管急救初级生命支持（BLS）导师

・浙江省心血管护理专科护士基地负责人

・浙大城市学院护理兼职教师

・主持及主参课题6项

・参编专著3部

・获得国家专利3项

・发表核心期刊论文10多篇

・获浙江省医药卫生科技三等奖

・全国巾帼建功标兵

・浙江省优秀护士

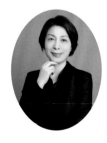

董佩芳　*副主任护师*

・浙大二院眼科中心病房护士长

・中华护理学会眼科学组专家库成员

・浙江省护理学会眼科专业委员会副主任委员

・中华护理学会眼科专科护士京外临床教学基地项目执行人

・浙江省眼科专科护士培训基地项目负责人

・承担省科技厅、卫生厅及教育厅课题10多项、主持课题6项

・发表核心期刊论文10多篇

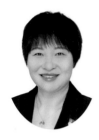

赵锐祎　主任护师　硕士导师

·浙大二院内科片科护士长

·中华护理学会静脉输液专业委员会委员

·浙江省静脉输液专业委员会副主任委员

·浙江省静疗专科护士培训基地负责人

·国家卫计委2014版《静脉治疗护理技术操作规范》行业标准制定组成员

·《护理与康复》杂志审稿专家

·教育部研究生学位论文评审专家

·负责或主参省厅级以上课题12项

·发表护理论文59篇，其中以第一/通讯作者于国家一级/核心期刊发表论文29篇（SCI 6篇）

·获中华护理学会、浙江省科技厅、浙江省医药卫生科技进步二等奖各1项

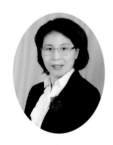

袁华娣　副主任护师

·浙大二院日间手术病房护士长

·日间手术中心建设与管理专委会委员日间医疗发展模式与评价体系研究项目专家委员

·曾在美国得克萨斯州北奥斯汀医学中心进修学习

·发表日间手术工作流程及软件著作版权4部

·主持教育厅课题1项

·发表核心期刊论文7篇

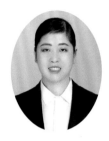

钱维明　主任护师

- 浙大二院麻醉手术部科护士长
- 中华护理学会手术室专业委员会委员
- 浙江省护理学会手术室专业委员会副主任委员
- 中国医学装备协会护理装备与材料分会常务委员
- 中国医学装备协会护理装备与材料分会手术室专业委员会副主任委员
- 中国医学装备人工智能联盟智能化手术室学组副组长
- 中华护理学会麻醉科专科护士临床教学基地浙大二院负责人
- 浙江省手术室专科护士基地及疼痛专科护士基地浙大二院基地负责人
- 发表核心期刊论文20多篇
- 参编专著9部
- 获得国家专利10多项

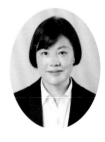

范清秋　*副主任护师*

- 浙大二院门诊护士长
- 浙江省护理学会门诊专业委员会副主任委员
- 中华护理学会门诊专业委员会专家库成员
- 主持浙江省自然科学基金项目1项
- 主持或主参厅局级课题8项
- 以第一/通讯作者于国家一级/核心期刊发表论文20多篇（SCI篇）

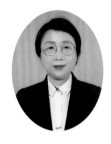

孙红玲　副主任护师

- 浙大二院专科护士护士长
- 国际造口治疗师
- 浙江省护理学会伤口造口失禁专业委员会副主任委员
- 浙江省互联网+护理质控小组成员
- 中华护理学会伤口造口失禁专业委员会专家库成员
- 浙大二院EWMA（优玛）国际伤口治疗师学校培训工作负责人
- 浙江省造口伤口失禁专科培训基地实践带教负责人
- 温州造口治疗师学校实践基地带教负责人
- 主持省级课题3项，主参省级课题5项
- 获实用新型专利1项
- 参编专著2部

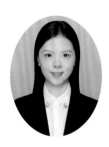

周莉莉　主管护师

- 心血管内科/心脏大血管外科护士长
- 曾任内科片总带教
- 发表论文2篇
- 主持浙江省卫生厅课题1项

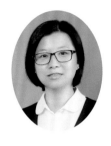

徐双燕　*副主任护师*

- 浙大二院护理教育部科护士长
- 浙江省护理学会创新学组副主任委员&秘书
- 中国研究型医院学会护理教育专业委员会常务委员
- 中华护理学会耳鼻喉科护理专业委员会专家库成员
- 浙江省医疗器械技术创新与应用推广专业委员会护理创新学组秘书长
- 主持课题2项、主参课题6项，以第一作者发表核心期刊论文9篇
- 参编教材6部

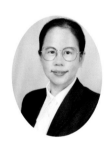

俞雪飞　*副主任护师*

- 浙大二院耳鼻咽喉科护士长
- 主持教育厅课题1项、浙江省卫生厅课题1项，参与2项
- 申请专利5项
- 发表论文10多篇
- 参编专著2部
- 作品著作权登记证书1本
- 获创新奖项10多项

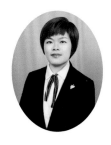

王丽竹　副主任护师　硕士生导师

· 浙大二院急危重症科片护士长

· 中华护理学会第二十七届理事会重症护理专业委员会专家库成员

· 浙江省护理学会呼吸护理专业委员会秘书

· 浙江省成人ICU专科护士浙二基地负责人

· 近5年主持省厅级课题4项、主参国家自然基金1项、主参浙江省自然基金1项、主参省厅级课题7项

· 发表国家一级期刊论文5篇、核心期刊论文10多篇

· 实用新型发明专利3项

· "临床护理岗位胜任力培训系列丛书"《急危重症护理分册》副主编、《成人重症护理专科实践》编委

· 荣获"浙江省抗击新冠肺炎先进个人""浙江省逆行援鄂杰出护士"

· 连续多年被评为"浙江大学医学院先进工作者"

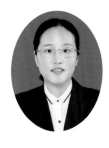

陈洁莹　主管护师

· 心内一病区副护士长

· 主持或参与省厅级课题3项

· 拥有实用新型专利2项

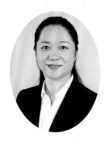

黄晓霞　副主任护师

· 浙大二院急诊监护室护士长

· 浙江省医学会肠外肠内营养分会委员

· 浙江省医学会肠外肠内营养分会护理学组委员

· 美国心脏协会（AHA）基础生命支持（BLS）导师

· 浙大二院肠内营养护理小组副组长

· 发明实用新型专利4项

· 主持浙江省卫生厅课题2项、主参浙江省卫生厅及教育厅课题6项

· 发表国家一级及核心期刊论文10多篇（SCI 1篇）

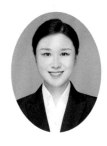

胡晨璐　副主任护师

· 肝胆胰外科副护士长

· 美国阿兹塞太平洋大学访问学者

· 浙江大学留学生临床技能导师

· 近3年累计发表学术论文8篇，其中以第一作者发表SCI论文1篇，浙大核心期刊论文2篇

· 拥有实用新型专利1项

· 主持及参与厅、局级课题3项

· 荣获2018年获浙江省护理技能竞赛一等奖、"护理技能标兵"等荣誉